Docteur A. AUVARD

Accoucheur honoraire des Hôpitaux de Paris

SANTÉ

Comment se bien porter

(D'APRÈS L'ENSEIGNEMENT THÉOSOPHIQUE)

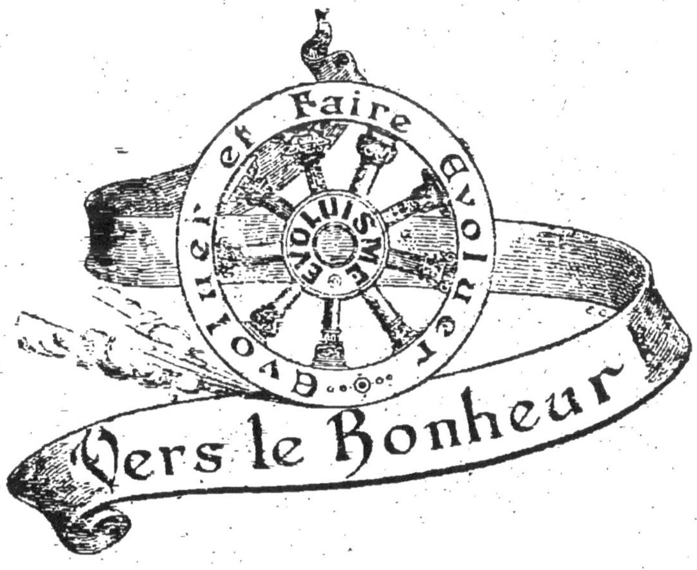

A. MALOINE ET FILS, ÉDITEURS

27, RUE DE L'ÉCOLE-DE-MÉDECINE, 27

PARIS, 1920

BIBLIOTHÈQUE ÉVOLUISTE

Par les Docteurs Auvard & Schultz

La Théosophie, sagesse divine, science de Dieu ou des Dieux, est la religion-mère, ou la religion-science, à laquelle s'adressent aujourd'hui le plus volontiers les personnes qui veulent pleinement s'éclairer sur l'énigme de la vie ; elle a pour caractère principal la grande loi d'évolution, que nous avons dénommée *Évoluisme*.

La littérature sur cette science est déjà abondante et variée ; elle se compose malheureusement d'ouvrages disparates, employant des dénominations différentes, au milieu desquelles s'embrouille le lecteur et lui créent des difficultés qui souvent le découragent.

C'est afin d'obvier à cet écueil que nous avons composé une *bibliothèque*, appelée *évoluiste*, et qui constitue un ensemble harmonieux, de compréhension facile, avec terminologie unifiée.

On trouvera plus loin l'énoncé des ouvrages qui composent cette biblothèque, dont les derniers volumes ne tarderont pas à paraître.

Le *Catalogue détaillé* de cette Bibliothèque paraîtra prochainement.

SANTÉ

Comment se bien porter

(D'après l'enseignement théosophique)

Docteur A. AUVARD

Accoucheur honoraire des Hôpitaux de Paris

SANTÉ

Comment se bien porter

(D'APRÈS L'ENSEIGNEMENT THÉOSOPHIQUE)

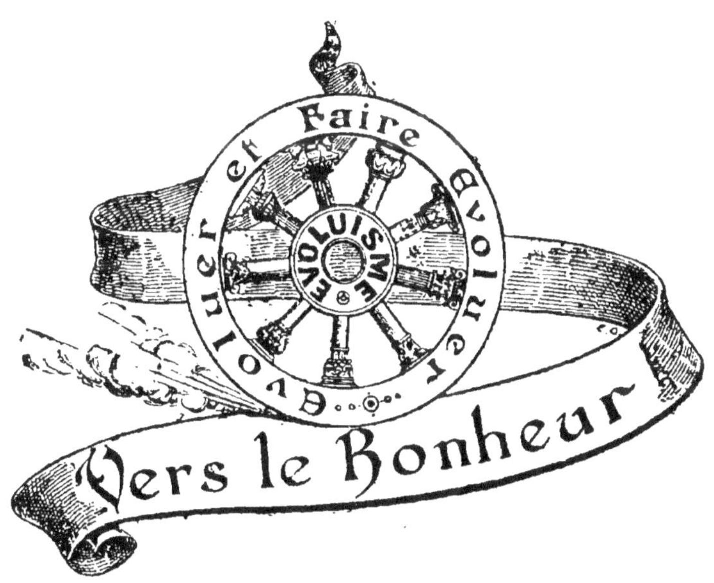

A. MALOINE ET FILS, ÉDITEURS
27, RUE DE L'ÉCOLE-DE-MÉDECINE, 27
PARIS, 1920

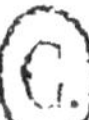

SANTÉ

PRÉLIMINAIRES

La Santé, comme le bonheur, a deux côtés :

l'un objectif
l'autre subjectif

L'objectif consiste à s'entourer de toutes les précautions, inventées par l'hygiène moderne, pour lutter contre les nombreuses causes de maladies : microbes, parasites, ptomaïnes, toxines, poisons divers...

Le subjectif procède autrement ; il aguerrit notre organisme contre toutes ces causes, considérant que le meilleur moyen de ne pas être atteint est de se rendre invulnérable dans la mesure du possible, sorte de vaccination naturelle.

Sans nier l'importance du côté objectif, très en

honneur actuellement, nous nous occuperons surtout du subjectif, plus négligé, souvent passé sous silence; nous croyons que l'avenir est à lui, et qu'un jour, peut-être pas très éloigné, on s'apercevra de l'inanité de beaucoup des mesures d'hygiène, en vogue à l'heure présente [1].

Ces mesures auront eu l'avantage de nous habituer à la propreté et à certaines précautions, mais il n'en restera guère que cela ; elles auront été une simple étape dans l'hygiène future qui deviendra celle de l'individu et non celle du milieu dans lequel il vit.

Limitant le côté objectif à l'étendue d'un chapitre, dans lequel seront exposés les points jugés indispensables, et dont il sera d'ailleurs question incidemment dans le cours de l'ouvrage, nous réserverons les six autres au subjectif, comprenant, la constitution de l'homme et le rôle de l'éducation... la formation et la classification des tempéraments et maladies... l'hygiène à l'état normal... enfin l'étude des trois grandes maladies humaines, hystérie, asthénie, lésion, afin d'apprendre à les éviter ou à les guérir.

1. Nous avons en nous, sur nous ou auprès de nous, beaucoup de microbes pathogènes ; pour nombre d'entre eux le plus sûr moyen de se préserver de leur atteinte n'est pas d'essayer de s'en isoler, ce qui le plus souvent est un leurre, mais de se rendre réfractaire à leur action ; c'est dans cette direction que se fera le progrès de l'hygiène future.

Nous aurons ainsi les sept chapitres suivants :

I... Côté objectif
II... Constitution et éducation
III... Tempérament et maladie
IV... Etat normal
V... Hystérie
VI... Asthénie
VII... Lésion

que pour terminer, nous résumerons brièvement en quelques conclusions générales.

CHAPITRE PREMIER

COTÉ OBJECTIF

Le côté objectif de la santé comprend :
L'ambiance — l'habitation — le vêtement — l'alimentation — que nous allons successivement étudier.

I. — AMBIANCE

L'ambiance est formée par l'air, l'eau, la lumière.

A) *Air.*

Un feu absorbe de l'oxygène et produit de l'acide carbonique ; si on prive le feu d'oxygène, et si un tirage n'éloigne pas l'acide carbonique, il s'éteint ; il en est de même pour l'homme.

L'oxygène... c'est l'air qui en contient environ 20 %, et que l'acide carbonique vicie en le rendant impropre à la vie.

L'inspiration est l'entrée de l'oxygène en nous, et l'expiration... la sortie de l'acide carbonique... le tout constituant le phénomène de la respiration, qui se fait un peu par la peau et beaucoup par le poumon.

Il importe donc que nous soyons entourés d'air pur, bien oxygéné, et qu'une ventilation suffisante éloigne l'acide carbonique ; la santé ne peut être maintenue qu'à cette condition.

A l'extérieur, l'aération se fait spontanément sans que nous ayons à nous en occuper, mais à l'intérieur il n'en est pas de même, surtout dans les appartements étroits des villes, où cette question devient de première importance.

Aération est synonyme de courant d'air, que tant de personnes redoutent si profondément, et qui cependant est indispensable, mais réduit à un minimum il ne cause aucun désordre même chez les plus impressionnables.

Ce courant d'air peut être établi par le chauffage de cheminée, qui est la ventilation la plus naturelle en hiver ; en l'absence de feu, ou avec le chauffage central, il importe que par des ouvertures aux portes ou aux fenêtres, on l'assure d'une façon continue ; le même résultat sera obtenu en ouvrant largement les fenêtres, deux ou plusieurs fois par vingt-quatre heures.

C'est surtout la nuit que l'aération se fait mal, alors que tout est clos : les personnes assez résistantes pour dormir la fenêtre entr'ouverte s'en trouveront bien, pourvu que leur habitation soit à l'abri de l'humidité ; à la ville on pourra le soir aérer les pièces de l'appartement non occupées à cet instant, et cette aération terminée laisser, au moment du coucher, les portes de communication ouvertes.

En un mot se placer nuit et jour dans l'air le plus pur possible, le renouveler avec les précautions voulues pour ne pas entraîner d'accident, tel doit être l'idéal au point de vue de la respiration, en même temps que, par des mouvements volontaires, on apprend à aider le jeu rythmique des poumons.

B) *Eau.*

Comme l'air, l'eau est indispensable pour la vie, à l'intérieur sous forme de boisson, ainsi que nous le verrons à l'alimentation, et à l'extérieur pour nettoyer notre corps et le tonifier.

A l'extérieur de même qu'à l'intérieur, son principal usage est d'entraîner toutes nos impuretés, comme la ventilation pour l'air ; elle est donc notre agent purificateur par excellence.

De l'intérieur elle exsude sous forme de sécrétions diverses, et à l'extérieur, nous devons en faire un véhicule analogue pour éloigner toutes nos souillures.

Laver, c'est établir un courant d'eau sur une région quelconque de notre corps, en aidant son action par le frottement, le brossage, le savonnage.

La face doit être lavée au moins tous les matins, les orifices naturels après leur usage, les mains plusieurs fois par jour, et enfin toute notre surface cutanée d'une façon intermittente à l'aide de bains, lotions, ou douches.

En principe l'usage de l'eau froide est préférable à celui d'eau chaude ou tiède, et c'est encore là comme pour l'air une question d'éducation ; mais ce principe peut être varié suivant le climat qu'on habite, suivant la résistance individuelle, et suivant d'autres conditions inhérentes à chaque cas particulier.

Etre propre — Savoir respirer — Etre sobre — telle est la triple formule à graver dans l'esprit de toute personne dès l'enfance ; les deux premiers termes résultent de ce qui précède, le troisième sera expliqué ultérieurement.

c) *Lumière.*

Il y a deux genres de lumière, la naturelle qui nous est fournie par le soleil, l'artificielle que nous produisons par l'électricité ou des combustions diverses, et qui nous sert à suppléer celle du soleil, quand elle est absente.

Le soleil n'agit pas seulement par la lumière qu'il émet, mais il est le centre ou foyer, dont émane toute la force qui répand la vie dans l'univers, quel que soit le règne, minéral, végétal, animal, ou humain, qu'on envisage.

Il est à l'origine de toute vibration, qu'elle nous soit traduite par la vue (lumière) par l'ouïe (son) par l'odorat (odeur) par le goût (saveur) par le toucher (chaleur); lumière, son, odeur, saveur, chaleur, ne sont donc que vibrations de la matière produites par le soleil, et il en est beaucoup d'autres (magnétisme, électricité, etc) que nous ne connaissons pas directement faute d'un sens spécial, ou que nous ignorons totalement.

On comprend donc l'énorme importance du soleil dans la vie, car il est la vie même, et en disant « lumière » c'est lui que nous envisageons, car elle est pour nous sa propriété principale.

Il faut que cette lumière pénètre nos habitations largement, car elle est le véhicule de la santé ; le règne de l'obscurité est celui de la maladie.

Vivons le plus possible au soleil, mais en sachant nous protéger de son action excessive, qui se traduit par l'insolation, le coup de soleil ; chacun à cet égard doit adopter une hygiène proportionnée à sa résistance, à son tempérament.

Étant donnée cette puissance du soleil il était naturel de l'utiliser pour la cure de certaines maladies, ainsi est née « l'héliothérapie » (Hélios-Soleil) qui donne d'excellents résultats notamment dans la tuberculose.

On comprend donc qu'il y ait des peuples adorateurs du soleil car il fait partie de la trinité (conscience, matière, force) qui compose la nature [1] ; il est plus rationnel d'être adorateur du soleil, que de

1. Voir Auvard. *Vie*. Paris, 1918.

la matière (matérialiste), mais en somme c'est la conscience qui prime le tout et qui doit être considérée comme le seul et unique Dieu, régissant tout le reste.

Éléments.

Résumant ce qui précède, nous pouvons dire que..... les éléments dans la nature étant au nombre de quatre : Air, Feu, Terre, Eau, — l'air nous est indispensable pour la respiration, le feu pour la vie sous forme de lumière, car l'homme ne saurait vivre dans l'obscurité ; la terre nous fournit les aliments dont il sera question plus loin, l'eau comme boisson fait partie de l'alimentation, en même temps qu'extérieurement elle est nécessaire pour notre hygiène.

Par jour nous avons besoin :
— de l'air...... constamment
— de la lumière.... environ la moitié du temps
— des aliments et de l'eau, par intermittences.

II. — HABITATION

L'habitation représente une question fort complexe, que chacun résout avec sa mentalité, dont elle est en quelque sorte l'expression.

L'artiste en fait un objet d'art, le médecin un idéal d'hygiène, le mondain un abri pour recevoir ses relations, le mystique un cloître.... et c'est pour cela que les habitations présentent des aspects variés.

Ici nous n'avons à envisager que la question d'hygiène.

Parmi les nombreuses circonstances qui peuvent se présenter, j'en examinerais ici trois, les plus importantes.

1° Avez-vous à construire votre habitation ?

Choisissez un architecte compétent dans la question d'hygiène, que vous aurez vous-même à étudier et à discuter avec lui ; n'abandonnez rien à sa fantaisie sans un examen préalable ; renseignez-vous auprès des personnes de la contrée qui par l'expérience connaissent beaucoup de détails à utiliser ; n'arrêtez un plan et un emplacement qu'après avoir élaboré soigneusement tous ces préliminaires, qui sont parfois longs et pénibles, mais que vous auriez grand tort de négliger.

2° Avez-vous à acheter ou à louer une maison à la campagne ?

Évitez le bord d'une rivière et le voisinage de pièce d'eau, qui donnent de l'humidité, et sont souvent le sujet d'émanations malsaines — choisissez plutôt une situation un peu élevée au voisinage d'une source, pouvant vous fournir l'eau à boire.

Evitez l'exposition au Nord, assurez-vous que la maison repose sur des caves solides et bien aérées, au besoin consultez un architecte. Dans les pays industriels, la proximité des usines sera à considérer, elles constituent en général un voisinage peu agréable et souvent malsain. Depuis les automobiles, il faut se tenir éloigné des grandes routes, sinon vous aurez à souffrir du bruit et de la poussière. Avant d'acheter, il est prudent si possible de séjourner un certain temps dans la maison, car ce n'est guère qu'à l'usage que vous pourrez vous faire une opinion exacte.

3° Avez-vous à prendre un appartement à la ville?

Choisissez une rue, une place, où l'air ainsi que le soleil pénètrent largement. L'exposition au Sud est la meilleure, celle au Nord la moins bonne, les deux autres.... intermédiaires ; il est préférable que cette exposition soit variée, sur rue et cour, ou à l'entre-croisement de deux voies. Les quais sont gais, mais humides ainsi que leur voisinage. Les étages supérieurs valent mieux que les inférieurs, car le rez-de-chaussée, et souvent l'entresol sont obscurs, humides, bruyants. Les plafonds doivent avoir de trois à quatre mètres de hauteur, au-dessous de trois le cube d'air est insuffisant, au-dessus de quatre le chauffage est difficile. Les closets méritent une attention toute spéciale, je vous dirai même de faire comme les Anglais, gens pratiques, qui avant de descendre à un hôtel commencent par leur visite ; cet endroit est pour eux le critérium principal de la valeur du local ; aérés, spacieux, confortables et avec une eau abondante, inodores, ils présagent un séjour agréable !

Votre habitation est choisie, il s'agit maintenant de la meubler, de la chauffer pendant le froid, de l'éclairer pendant l'obscurité ; quelques conseils sur ces divers points.

A.) *Ameublement.*

Encore plus que l'habitation, l'ameublement, dans ses mille détails, reflète la mentalité de chacun, et en pénétrant dans un appartement un psychologue peut de suite étiqueter le ou la propriétaire.

L'artiste à l'heure actuelle aime l'ancien, meubles, tentures, objets d'art ; le prix en général en est élevé, mais pour les connaisseurs c'est de l'argent bien placé, car il fructifie assez rapidement avec le temps, seulement on devient l'esclave de son appartement comme d'un véritable musée.

Le parvenu s'entoure plus volontiers de clinquant, il recherche tout ce qui brille, fait de l'effet, attire l'admiration ou l'envie des masses ; il veut des meubles imposants, des tentures riches, des dorures à profusions.... et tout à l'avenant.

L'homme évolué, le sage, se contente de l'indispensable pour une vie simple, de la propreté partout ainsi que de la lumière ; il donne à son corps juste ce qu'une bonne éducation a rendu nécessaire ; tout son luxe est concentré dans son âme et se compose de ses diverses vertus.

Voici trois exemples, mais si on voulait être complet, il y aurait beaucoup d'autres variantes à énumérer.

Où est la vérité ? et quel conseil donner ici à cet égard ? je répondrai en évoluiste [1].

Meublez-vous comme vous l'entendrez. Tout ameublement comme toute mentalité représente une phase dans votre évolution, par laquelle vous devez passer et qui lui est utile. Le parvenu doit faire l'expérience du clinquant, l'artiste de la jouissance que lui procure l'art ancien ou moderne, mais tous un jour ou l'autre, dans cette vie ou dans une autre, arriveront à la simplicité du sage, et le plus tôt sera le mieux.

En attendant, quel que soit le genre d'ameublement que vous choississiez faites en sorte que les fenêtres vous donnent le plus de jour et d'air possible, c'est leur destination ; évitez les excès de tentures, les tapis fixes et arrangez-vous pour que votre appartement soit facile à nettoyer et à tenir propre.

---

1. Voir l'Evoluisme, Auvard-Schultz, 1914 et Doctrine évoluiste, Auvard. 1920 L'évoluisme est la grande loi de l'évolution, expliquée conformément à la théosophie.

B.) *Chauffage.*

Il y a, outre le vêtement, trois moyens de se chauffer :

— Bien s'alimenter.

— Travailler peu du cerveau et beaucoup des muscles.

— Élever la température ambiante.

Nos ancêtres employaient de préférence les deux premiers, mais les Français d'aujourd'hui ont volontiers mauvais estomac, et travaillent beaucoup du cerveau, aussi ont-ils besoin de recourir au troisième, et dans les villes surtout à Paris on en abuse.

Comment élever la température ambiante, en appartement bien entendu ?

Le chauffage central, avec courant de vapeur sans pression et radiateur dans chaque pièce, devient aujourd'hui le procédé de choix dans toutes les grandes installations ; il est bon à la condition d'être bien organisé, bien surveillé, et avec ventilation suffisante, mais il en est encore peu qui réunissent ces trois conditions essentielles.

En son absence il existe de nombreux appareils, parmi lesquels le poêle de faïence semble le meilleur, et les poêles à feu lent, les plus mauvais, car ils répandent autour d'eux un gaz éminemment toxique l'oxyde de carbone, celui dont on fait si volontiers usage pour se suicider.

Mieux vaut avoir recours à la classique cheminée,

au bois si on en à le moyen ou au charbon (y compris le coke), qui, surtout en certaines régions, constitue un chauffage plus économique ; mais le point capital est d'avoir une bonne cheminée qui tire bien, et qui ne laisse pas les gaz (acide carbonique et oxyde de carbone en proportions variables) refluer dans la pièce avec la fumée.

Une cheminée qui fume est une empoisonneuse !

N'oubliez jamais, en vous chauffant, que l'oxygène est encore plus utile à la santé que la chaleur, et que les gaz des combustions, surtout l'oxyde de carbone, sont éminemment nuisibles !

c) *Éclairage.*

Aujourd'hui l'électricité a détrôné tous les modes d'éclairage, et quand son installation est possible, elle mérite la préférence, sinon le mieux est d'avoir recours au pétrole ; il est même certaines personnes qui, pour lire et écrire, choisissent cette dernière lumière la trouvant moins fatigante que l'électrique.

Les autres éclairages, notamment le gaz et l'acétylène, sont en général abandonnés comme dangereux et répandant des odeurs désagréables.

Certaines personnes prennent l'habitude de dormir avec une lumière nocturne, dite veilleuse, sauf maladie cet usage est condamnable, c'est un foyer de combustion viciant l'air, quelquefois dangereux, et empêchant pour le système nerveux le doux repos de l'obscurité.

Luxe.

Avant de quitter le sujet de l'habitation, un mot sur le luxe.... qui en sera la conclusion.

En parlant de l'ameublement nous avons vu que l'Evoluisme laissait à chacun la liberté d'arranger son intérieur à sa guise.

Mais dans cet intérieur seront élevés les enfants, s'il y en a, que penser de leur éducation dans le luxe ?

Les parents sont libres de résoudre la question comme ils l'entendent ; toutefois s'ils me demandent mon avis, je leur répondrai qu'élever un enfant dans le luxe c'est lui constituer une infirmité, dont il sera l'esclave toute sa vie.

Qu'ils y réfléchissent..... ce sera peut être pour eux le commencement de la sagesse !

III. — VÊTEMENT

Il nous reste dans ce chapitre à examiner le vêtement et l'alimentation, cette dernière question étant la plus importante ; je n'aborderai ici que les *principes généraux*, le lecteur avide du détail le trouvera dans le livre *Hygiène générale de la femme* de mon amie et dévouée collaboratrice la doctoresse M. Schultz, qui y a très pratiquement et clairement exposé mes idées ; il y apprendra tout ce qui concerne le vêtement féminin, et l'alimentation qui varie peu avec le sexe.

Distinguons dans le vêtement :

ceux de dessous... d'une façon générale le linge,

ceux de dessus... Robes... Complets... Manteaux... Pardessus,

les accessoires... Coiffures... Gants... Chaussures... etc. Examinons les points importants dans chacune de ces trois catégories :

A) *Vêtements de dessous.*

Toile, coton ou laine, telle est leur triade, la batiste étant une toile très fine, et la soie se trouvant ici éliminée car réfractaire à la lessive elle n'est pas à conseiller.

N'oublions pas qu'un adulte excréte environ par vingt-quatre heures, sous forme de liquide ou de vapeur, un kilo de sueur chargée de produits divers plus ou moins odorants ; le linge s'en imbibe, l'hygiène exige que ce récipient soit renouvelé et lavé le plus souvent possible.

Il n'y a pas à nier qu'on peut bien se porter tout en changeant peu de linge et en répandant une odeur de « suint » fort désagréable pour les odorats délicats ; n'empêche qu'une personne de bonne société, ambitionnant ce magnétisme qui se résume dans l'art de plaire, doit être inodore, même auprès des plus sensitifs ; les parfums de toutes sortes, bons ou mauvais sont à éviter, car ceux qu'on appelle bons ne plaisent pas à tout le monde.

Toutefois l'élimination de la sueur n'est pas le seul point à envisager, il faut aussi que le vêtement de dessous complétant à cet égard celui de dessus, conserve notre chaleur intérieure et empêche le refroidissement ; c'est pour cela que suivant le climat, la saison, et aussi la résistance de chacun, il faut choisir entre la toile, le coton, ou la laine.

La laine protège mieux contre le froid, mais elle se lave moins facilement que le coton ou la toile ; en conséquence recourir de préférence à ces deux derniers, réservant la laine pour les temps froids et les tempéraments délicats.

La laine se porte sur la peau sous forme de flanelle, ou de tricot, ce dernier étant plus chaud ; d'une façon générale plus le tissu est épais, plus il emmagasine de compartiments d'air dans son intérieur, mieux il préserve du froid, c'est pour cela qu'à poids égal, deux vêtements superposés sont plus chauds et valent mieux qu'un seul, car entre eux ils emprisonnent une couche isolante ; ils permettent en outre de s'adapter plus aisément aux variations de température, en mettant ou ôtant l'un des deux.

Les vêtements de dessous seront amples, sinon, sauf le tricot, ils se prêtent mal aux mouvements du corps, et la lessive, les rétrécissant souvent, arrive à les rendre incommodes ; la coquetterie se plaît parfois à un ajustement précis que l'hygiène condamne, à chacun à choisir entre l'un et l'autre... suivant son idéal... santé ou luxe.

Le linge doit être *écru*, c'est-à-dire de couleur naturelle, non teint ; certaines teintures sont de véritables poisons, et en tout cas au point de vue de la propreté, de la lessive, elle sont toujours un inconvénient ; il faut ici comme partout revenir vers la simplicité.

Etre propre, préserver du froid, tel est donc la double qualité que doit avoir le vêtement de dessous ; il en est d'ailleurs de même pour celui de dessus, que nous allons maintenant étudier, mais avec cette différence que la propreté n'y est que rarement une question de lessive.

B) *Vêlements de dessus.*

Ils sont en général en laine, quelquefois en soie ; dans la saison chaude on à recours souvent à la toile ou au coton ; l'usage adopté dans chaque région, fruit de l'expérience, constitue d'habitude le meilleur guide.

Le principe est qu'il faut se garantir du froid, mais ne mettre pour cela que les vêtements nécessaires, car le superflu amollit le corps et altère les forces ; chacun pour lui-même aura à résoudre la question ; suivant la résistance et le genre d'occupation la solution diffère.

Le décorum et la tenue, auxquels obligent certaines situations civiles et militaires, compliqueront souvent le problème, car il faut respecter les usages, qui ne peuvent se modifier que lentement.

Pour les personnes libres de s'habiller à leur guise, la mode constitue surtout pour les femmes un gros esclavage, auquel on ne peut se soustraire que dans une certaine mesure ; il importe avant tout de ne pas se faire remarquer et ce n'est jamais par le costume qu'une personne évoluée essayera de se distinguer dans la société.

Les femmes font de la toilette surtout pour plaire ; elles devraient se dire que ce n'est pas les chiffons dont elles se recouvrent qu'on aime en elles, mais ce qu'ils recouvrent, et les sages allant plus loin, aiment surtout leur âme ; du chiffon à l'âme se fait toute l'évolution de l'amour.

Toutefois, la morale est ici inutile, car le vêtement est en quelque sorte, de même que l'ameublement le reflet de la mentalité de chacun, et ce n'est pas par le costume qu'on évoluera l'humanité, mais en modifiant sa mentalité.

Habillez-vous donc comme vous l'entendrez, seulement ayez soin de prendre un habillement qui ne gêne ni la respiration, ni la circulation, ni la digestion, et qui n'entrave aucune des fonctions de votre être.

Choisissez enfin des vêtements, qui vous garantissent suffisamment du froid et des intempéries.

Si vous savez vous habiller de façon à conserver votre santé et à ne pas vous faire remarquer, vous ne serez pas loin de la sagesse complète à cet égard.

c) *Vêtements accessoires.*

Les considérations qui précèdent sont applicables aux vêtements accessoires.

La coiffure, dont le civil (chapeau haut de forme) et le militaire (casques divers) font souvent un objet d'ornement ou de parade, doit avant tout servir à protéger, des ardeurs du soleil, notre cerveau, et notre visage, principale porte d'entrée par les sens de toutes nos vibrations.

Bas et chaussettes doivent maintenir la chaleur à nos extrémités inférieures, et les chaussures seront bonnes, non si elles font valoir la petitesse du pied, mais si elles y laissent librement circuler le sang, tout en étant disposées pour permettre facilement la marche.

Chez la femme le corset, véritable appareil orthopédique, joue un rôle important à la fois dans la toilette et la santé, aussi a-t-il fait beaucoup travailler l'esprit des médecins et couturières ; actuellement il est devenu un appareil raisonnable, et pourvu que la mode, dont la roue tourne sans cesse, ne ramène pas les anciens errements, tout sera pour le mieux quant à la toilette féminine.

*
* *

Homme ou femme... vous voilà hygiéniquement vêtu, songeons maintenant à l'alimentation.

IV. — ALIMENTATION

Notre organisme est en état de rénovation constante ; il en est de lui comme d'une armée qui recrute régulièrement de nouveaux soldats, alors qu'elle libère ceux ayant fini leur temps. La durée du service n'y dépasse pas sept ans, de telle sorte que tous les sept ans environ nous sommes un homme complètement nouveau, physiquement.

Ce renouvellement constant s'appelle *nutrition* et comprend quatre stades :

Pénétration des aliments et digestion. Alimentation
Leur fixation dans nos tissus..... Assimilation
Leur libération..... Désassimilation
Leur expulsion au dehors..... Élimination

C'est le premier stade que nous avons à étudier ici, les trois autres ne faisant pas partie de notre sujet, car nous les abandonnons à la nature sans avoir à intervenir directement.

L'alimentation joue un rôle considérable dans notre santé, ce qui justifie l'étendue que nous lui consacrons, en examinant successivement :

A. Aliments en général
B. Aliments en particulier
C. Conditions d'une bonne alimentation.

A) *Aliments en général.*

Les aliments sont les substances que nous ingérons pour l'entretien de notre nutrition — sous forme solide ou liquide ; les liquides s'appellent plus volontiers boissons, mais sont en somme une variété d'aliment.

Leur classification est difficile et il en existe de nombreuses suivant la base qu'on choisit ; aucune n'est complète ; il faut cependant en adopter une pour s'entendre.

Au point de vue chimique les aliments se composent :

$$\left.\begin{array}{ll} \text{d'Azote} & . \quad . \quad \text{Az} \\ \text{de Carbone} & . \quad \text{C} \\ \text{d'Hydrogène.} & \text{H} \\ \text{d'Oxygène} & . \quad \text{O} \end{array}\right\} \text{C H O Az (mnémotechnie)}$$

de substances minérales (principes inorganiques et sels).

Au point de vue de leur origine, on distingue :
les animaux, contenant C H O Az
les végétaux, contenant C H O et quelques-uns Az
les minéraux, ayant chacun leur composition.

Les animaux constituent les aliments azotés, ou quaternaires (C. H. O. Az) encore dit : albumines, albuminoïdes, protéiques.

Les végétaux sont les hydrocarbones, ou ternaires (C. H. O. bien que quelques-uns contiennent de l'azote) tels les féculents, les légumes en général, le sucre.

Les minéraux, dont l'eau est le principal, sont, en dehors d'elle, la plupart du temps incorporés aux animaux et aux végétaux qui constituent leur véhicule.

En plus de ces trois classes il faut distinguer les graisses, qui sont une variété des produits ternaires, à séparer des autres à cause de leurs propriétés spéciales, et qui sont d'origine tantôt animale, tantôt végétale, tantôt minérale (huile, beurre, axonge, etc.).

Les graisses formant une classe à part, on peut au point de vue pratique distinguer quatre grandes classes d'aliments :

1º Les Animaux... (chair des animaux comestibles)
2º Les Végétaux... (féculents, légumes, sucres)
3º Les Minéraux...(dont l'eau est le principal)
4º Les Graisses.....(Huile, beurre, graisses diverses)

La ration d'entretien d'un adulte au repos (du poids de 65 kilos) c'est-à-dire la quantité d'aliments indispensables pour sa vie est environ, par jour :

Animaux (cad. viande) . . . . . .   100 gr.
Végétaux (céréales, légumes, sucre).   500 gr.
Minéraux (eau...). . . . . 2.000 gr. [1].
Graisses (beurre, huile) . . . .   50 gr.

---

1. La quantité de deux litres d'eau, comprenant celle contenue dans les autres boissons est peut-être au-dessus des besoins de l'économie, mais dans ces proportions la quantité d'eau absorbée ne saurait avoir d'inconvénients, et son excès est favorable à toutes les sécrétions.

Il serait intéressant de connaître la quantité de C., de H., de O., d'Az et de substances minérales nécessaires par vingt-quatre heures, mais les chiffres donnés par les chimistes ne fournissent pas de conclusion pratique nette, et mieux vaut jusqu'à nouvel ordre se contenter de la ration d'entretien par classe d'aliment, telle qu'elle vient d'être donnée, car plus de chiffres ne ferait qu'embrouiller la question.

Les êtres qui se nourrissent :

d'animaux......... s'appellent..... Carnivores
de végétaux...... s'appellent..... Végétariens

Chez l'homme les carnivores sont presque toujours en partie végétariens, mais les végétariens s'abstiennent de toute nourriture carnée ; ils remplacent l'azote de la viande, indispensable à leur entretien, par celui contenu dans certains végétaux.

Au point de vue de l'élimination :

L'azote s'échappe par les reins, sous forme d'urée et d'acide urique... ceux qui mangent trop de viande ont ces produits en excès, et diverses maladies, dont la goutte (excès d'acide urique) est la principale.

Le carbone s'élimine par les poumons, transformé en acide carbonique.

L'hydrogène et oxygène, forment par leur combinaison l'eau qui s'échappe par nos divers émonctoires, entraînant les principes minéraux.

L'azote est surtout utile au travail cérébral, tandis que le carbone sert à l'entretien de nos muscles.

Aussi les travailleurs du cerveau doivent-ils être de préférence carnivores, et les ouvriers du muscle surtout végétariens, mais cette règle n'est pas si nette et prouvée que veulent bien le dire certains hygiénistes, car il est d'excellents intellectuels qui sont végétariens, alors que les manœuvres, ainsi qn'on peut s'en assurer auprès des agriculteurs, fournissent un meilleur labeur, quand on les nourrit de viande.

B) *Aliments en particulier*.

Les aliments, au point de vue de leur valeur nutritive, décroissante, peuvent être classés dans l'ordre suivant :

1° *Aliments complets :* Lait et œufs, renfermant en eux, en proportions nécessaires tous les éléments suffisants pour la nourriture d'un être vivant.

2° *Aliments essentiels*, surtout riches en azote, et donnant par lui force et résistance, mais devant pour une alimentation normale être associés aux complémentaires :

Ce sont : les viandes, les poissons, les huîtres et crustacés, les fromages, les graines de légumineuses (lentilles, haricots, pois, etc.) les céréales (blé, seigle, avoine, riz, etc.) qu'on prépare sous diverses formes (pain, pâtes, macaroni... etc.), enfin les fruits-graines (noix, amandes, etc.).

3° *Aliments complémentaires*, ne contenant pas ou peu d'azote et ne pouvant servir que d'appoint aux précédents. A savoir ; les substances grasses (beurre, huiles végétales, graisses animales)... les fruits et légumes farineux (châtaignes, pommes de terre, etc.), les substances sucrées, miel, sucre, fruits (dattes, figues, etc.)... légumes (betteraves, carottes.)

4° *Aliments accessoires*, à valeur nutritive peu élevée, mais riches en sels minéraux dont l'organisme ne saurait se passer. Tels : les légumes herbacés (haricots verts, choux, champignons, etc.), les fruits avant leur maturité.

5° *Aliments excitants*, soit les épices et condiments dont on additionne les mets... soit les boissons aromatiques (thé, café, etc.) ou alcooliques (vin, liqueurs, bière, etc.). Etant dangereux pour la santé, je dirai dans un instant les précautions à prendre à leur égard.

6° *Aliments complexes*... bouillons, soupes, ragoûts, etc... Le bouillon, d'un usage répandu, est peu nourrissant, mais c'est un excellent apéritif pour l'appétit ; les soupes et ragoûts ne valent que par les substances qui y entrent.

7° *Aliments inorganiques*... représentés par l'eau et les divers sels qu'elle contient, qu'on peut également prendre à part tel que le sel de table (chlorure de sodium). L'eau pour être bonne doit être faiblement minéralisée et bien aérée, filtrée naturellement (source), ou artificiellement, limpide, de saveur faible et agréable ; exempte de microbes surtout nuisibles ; ne pas faire son ordinaire des eaux minérales, qui doivent être considérées comme des médicaments, et non comme un aliment normal.

Arrêtons-nous un moment sur la question des aliments excitants dont les boissons alcooliques forment le groupe le plus important.

Excitants.

La vie est un état vibratoire... suffisant, il maintient la santé... insuffisant, notre organisme tombe en un état de torpeur maladif... excessif, l'épuisement survient... neurasthénie avec son triste cortège, L'hygiène consiste donc à vibrer suffisamment, mais pas trop ; il y a un juste milieu où il faut rester.

Le critérium que nous devons consulter est la fatigue : celle qui se répare facilement, rapidement est bonne, mais si la dépression dure et retentit sur nos diverses fonctions, elle est mauvaise. Dans ce dernier cas il n'y a qu'un remède sage, *le repos*, mais ce n'est pas en général celui auquel on a recours, on s'adresse plus volontiers aux excitants : café, thé, tabac, alcool... etc.

Là est le danger, car ces divers poisons, c'est le vrai nom qu'ils méritent, nous conduisent tôt ou tard à la faillite, c'est à dire à la maladie. Evitez-en le plus possible l'usage, et comme la plupart se prennent en *boissons*, voici quelques conseils de détail pour ceux qui veulent conserver la santé.

Boissons.

Certains hygiénistes sévères vous diront de ne boire que de l'eau. Si vous êtes assez puritain pour vous condamner à ce breuvage, soit, l'eau constitue en effet la boisson la plus hygiénique quand elle est bonne... sinon cherchez autre chose.

Les Tea totelars[1] vous conseilleront de ne prendre que du thé ainsi qu'ils s'y condamnent eux-mêmes. Le thé est bon accidentellement, mais ceux qui en font abus arrivent facilement à la dyspepsie. En tout cas comme boisson au repas, sauf exception, le vin et la bière sont préférables, car ils constituent des aliments et sont toniques, alors que le thé n'est qu'un simple excitant, ou même un poison (solution de théobromine).

En France les trois boissons favorites sont le vin, la bière et le cidre : donnez la préférence à celle qui vous agrée le mieux et que vous pourrez vous procurer le plus facilement, les trois sont bonnes pourvu qu'elles ne soient pas falsifiées.

Le vin est en général bu mélangé d'eau, mais rien n'oblige au mélange, vous pouvez les boire séparément, car, s'ils sont l'un et l'autre de bonne qualité, ils sont bien plus agréables à ingérer séparément que conjointement ; il ne faut pas être gourmand, mais pourquoi gâter à plaisir les choses qu'on peut prendre bonnes ; toutefois ne dépassez pas la quantité que je vais préciser plus loin.

La provenance du vin cause de grosses discussions... surtout de clocher... le Bordelais prônant le

---

1. Secte anglaise qui ne boit que du thé.

Bordeaux, et le Bourguignon, le Bourgogne !! N'écoutez que votre estomac, et faites-le juge, il vous dira celui qu'il digère le mieux.

Evitez les liqueurs, ou si vous en prenez, choisissez de préférence une bonne eau-de-vie de provenance sûre, toutes les autres préparations ne sont que des alcools, mélangés de substances plus ou moins nuisibles.

Soyez sobre de thé, de café, et surtout de tabac, leur accompagnement habituel chez l'homme, ce ne sont que des poisons, et quoi qu'on en dise, l'eau-de-vie, *à petite dose*, leur est encore préférable, elle est aussi un poison, mais en plus un aliment, ce que ne sont pas les autres.

A côté de la *qualité* c'est la *dose* qui domine la question de l'alcool, et je vais pour terminer tâcher de vous tracer à cet égard une ligne de conduite.

Retenez comme moyenne que la teneur en alcool est [1] :

1° Pour l'eau-de-vie (cognac ou analogues) . . . . 50 $^{0}/_{0}$

2° pour liqueurs diverses . . . . 40 à 30 $^{0}/_{0}$

3° pour les vins forts ou liquoreux . . . 20 $^{0}/_{0}$

4° pour les vins moyens (ordinaires ou fins) 10 $^{0}/_{0}$

5° pour la bière et le cidre. . . . . . 5 $^{0}/_{0}$

---

1 Les proportions données ici ne sont qu'approximatives et appropriées à une mnémotechnie facile, car les variations sont grandes ; il y a par exemple des bières fortes beaucoup plus alcooliques que 5 $^{0}/_{0}$.

Or la quantité d'alcool que vous pouvez quotidiennement absorber sans inconvénient dépend :

a) de votre santé... beaucoup d'estomacs en effet ne le supportent pas, ou seulement en petite quantité ; certains tolèrent mieux l'eau-de-vie que le vin... etc. ;. la question d'âge doit également être prise en considération, l'enfant doit en être sevré, et plus l'âge vient plus le besoin s'en fait sentir.

b) du climat où vous habitez. Pas d'alcool dans les contrées chaudes ; Mahomet a eu parfaitement raison de le défendre dans le Coran, qui règne au pays du soleil, et les doses que je vais indiquer s'appliquent anx climats tempérés, avec conseil de modérer pendant la saison chaude.

c) du degré d'évolution et du tempérament, et j'établirai à cet égard les cinq catégories suivantes représentant l'alcool permis :

1° Le Primitif.... Marmoréen	par jour	100 gr.
2° L'Affiné......... Civilisé		75 gr.
3° Le Sensitif..... Artiste		50 gr.
4° L'Ascète........ Progressif	de 50...	0 gr.
5° Le Yogi......... Saint		0 gr.

100 grammes d'alcool représentent un litre de vin à 10 %, ou deux litres de bière à 5 %, même quantité de cidre. Si l'on prend diverses boissons et notamment de l'eau-de-vie, les 100 grammes doivent être répartis sur le tout.

Un affiné par exemple, qui a droit à 75 grammes

d'alcool, aura pour dose quotidienne une bouteille de vin moyen (10 %) de 75 centilitres (une bouteille bordelaise). S'il prend un petit verre de cognac après son repas, il devra diminuer la quantité de vin.

En indiquant ainsi la quantité totale d'alcool permise à chacun sans danger, il sera facile d'arriver au calcul du total pour les diverses boissons dont on fait usage.

Réglez de la sorte votre boisson, en n'oubliant pas que deux litres d'eau (y compris celle contenue naturellement dans la boisson absorbée) sont nécessaires à votre organisme, et que la baisse dans la consommation de l'alcool marche habituellement de pair avec la progression évolutive.

c) *Conditions d'une bonne alimentation.*

Les conditions d'une bonne alimentation, consistent à :

1° Savoir manger

2° Savoir digérer

3° Savoir se nourrir.

Ce sont les trois points qu'il nous reste à examiner pour compléter et terminer ce chapitre.

1° Savoir manger.

D'après certaines personnes on ne doit manger que quand on en sent le besoin, le mieux cependant est d'avoir des heures de repas régulières, conformes à l'éducation qu'on a reçue et |aux habitudes de la contrée où l'on habite.

Il importe de : manger lentement... bien mâcher... bien insaliver.

Manger lentement. — N'en concluez pas qu'il faille rester longtemps à table comme on le fait en certains pays et dans certaines familles ; non, manger lentement signifie mâcher consciencieusement ses aliments et bien les imbiber de salive, condition indispensable à une bonne digestion.

Bien mâcher. — Ne pas faire les bouchées trop grosses, et mâcher chacune d'elles jusqu'à ce qu'elle ne soit plus sapide c'est-à-dire qu'on ne sente plus le goût de l'aliment ; ce critérium prouve que la trituration est suffisante, et le mélange à la salive bien effectué. Un médecin anglais a conseillé pour les estomacs débiles la *surmastication*, qui consiste à mâcher systématiquement chaque bouchée pendant cinq minutes environ ; ce système réussit en effet à quelques malades, mais n'est réellement utile que pour eux ; c'est un remède et non une méthode normale.

Bien insaliver. — L'insalivation dépend en grande partie de la mastication, elle dépend aussi de l'état d'esprit où l'on se trouve ; la tranquillité mentale, la gaîté, la favorisent, alors que la colère, les préoccupations la gênent ; efforcez-vous donc, surtout pendant les repas, de créer autour de vous et en vous l'atmosphère morale..... favorable.

2° Savoir digérer.

Pour bien digérer il faut d'abord savoir manger, ni trop, ni trop peu. L'insuffisance de nourriture ne stimule pas l'estomac, et son excès le fatigue. Chacun à cet égard devra se créer une règle, une habitude... avec la sobriété pour base.

Nous avons à l'entrée de notre tube digestif un concierge nécessaire, mais terrible, c'est « le sens du goût »; pour le satisfaire beaucoup de personnes font des excès, car plus on lui accorde, plus il devient exigeant, il faut savoir le mettre à la raison et ne lui donner que le nécessaire, sans quoi la santé en souffrira.

Des aliments que nous absorbons, une partie, utile, est assimilée à nos tissus et y entretient la vie ; l'autre inutile, véritable trop-plein alimentaire, est éliminée directement sans avoir servi.

Pour qu'une alimentation soit bien réglée, il ne faudrait ingérer que la partie utile, mais en dehors des analyses des chimistes, qui sont jusqu'à présent restées dans le domaine théorique, nous n'avons d'autre guide pratique, à cet égard que la *faim*, qu'il faut satisfaire, tout en restant toujours en deçà, et en évitant les cuisines savantes faites pour la stimuler à tort.

Les repas entre amis sont bons pourvu qu'ils ne sortent pas du régime ordinaire, mais les repas de cérémonie sont mauvais et il faut les éviter le plus possible ; ne pas faire surtout comme certains paysans qui jeûnent toute la semaine, et qui les dimanches ou jours de fête, se réunissent autour de tables copieusement servies, pendant plusieurs heures, mangeant en un jour ce qui aurait dû être réparti sur plusieurs.

L'hygiène à suivre après les repas varie essentiellement avec les tempéraments ; certains se trouvent bien de marcher, d'autres de rester assis, d'autres étendus ; à ceux-ci l'inaction cérébrale convient, d'autres au contraire ont besoin d'un travail cérébral ou manuel léger ; chacun devra donc déterminer pour lui-même ce qui lui réussit le mieux, mais en général tout travail pénible est défavorable pendant ce temps, et ne doit être repris qu'une ou deux heures après le repas.

Evitez à ce moment l'impression brusque du froid, celle par exemple qui peut résulter d'un bain ou douche, et aussi celle d'une grande chaleur. Evitez également de dormir, quoique certaines exceptions s'en trouvent bien, imitant en cela la jeunesse et le nourrisson qui ne se réveille guère que pour téter.

Certaines personnes stimulent la digestion par des liqueurs, par le tabac : ces moyens ont en effet une action stimulante, mais qui s'épuise à la longue, aussi vaut-il mieux en éviter l'usage.

3° Savoir se nourrir.

La plupart des maladies qu'éprouvent nombre de personnes proviennent de mauvaises digestions, et cela parce qu'elles ne savent pas se nourrir ; il faut dans ce but viser particulièrement les trois indications suivantes :

a) Simplicité dans la préparation des mets.

b) Qualité des aliments.

c) A chacun son régime.

A) *Simplicité.*

La France est réputée pour sa bonne cuisine et c'est peut-être pour cela qu'il y a tant d'estomacs délabrés, car cette bonne « cuisine » consiste en général en plats savants et en sauces relevées.

Toute cette science de luxe est à abandonner, il faut revenir vers la nature et préparer les mets le plus simplement possible.

La graisse et le beurre sont d'autant plus difficiles à digérer qu'ils sont plus cuits ; et l'abus qu'on en fait dans nombre de cas fatigue le tube digestif.

Les épices, condiments, etc., sont agréables au goût et stimulent l'appétit chez ceux qui font de la table leur passe-temps favori, mais ils agissent en cautérisant les surfaces muqueuses et y produisent après un certain temps des lésions analogues à celles des brûlures sur la peau ; ceux qui savent régler leur nourriture hygiéniquement ont un appétit normal et n'éprouvent aucun de ces besoins factices, qui en somme sont maladifs.

En résumé : cuisine simple, mais qui n'exclut pas une certaine élégance dans la présentation des aliments, absence des épices et condiments, en un mot de tous les excitants que recherchent les estomacs blasés, tel est le premier principe pour savoir bien se nourrir.

B) *Qualité.*

La qualité des aliments joue un grand rôle dans la production de nombre de maladies, même en dehors de celles de l'estomac et de l'intestin, car si elle est mauvaise elle produit irritation et intoxication, qui sont les causes principales de la neurasthénie si répandue à l'heure actuelle.

Si vous voulez éviter ces diverses maladies prenez des aliments.

1° frais
2° sains
3° non falsifiés.

ALIMENTS FRAIS

Notre organisme a besoin des principes normaux contenus dans les aliments, mais les anormaux lui sont nuisibles et engendrent la maladie.

Ces principes anormaux sont au nombre de trois principaux :

1° Les agents de fermentation . . . . *Microbes*
2° Les sécrétions de ces microorganismes. *Toxines*
3° Les produits de putréfaction . . . *Ptomaïnes*

Microbes, Ptomaïnes, Toxines, tels sont donc les trois ennemis qui peuvent provenir de l'alimentation ; ils n'existent pas ou peu dans l'aliment frais, mais s'y développent aussitôt qu'il ne l'est plus ; nous devons soigneusement les éviter.

Il n'est pas contestable que certaines personnes, très résistantes, peuvent ingérer ces aliments sans grand dommage au moins apparent ; nos ancêtres se nourrissaient volontiers de gibier faisandé, et les animaux, chiens, chats, etc., le font souvent sans inconvénient. Mais l'homme, à mesure qu'il évolue, a un système nerveux de plus en plus impressionnable, et l'influence des poisons croît proportionnellement ; nous sommes un peu comme des machines qui se détraquent d'autant plus facilement que les rouages sont plus compliqués... comportons-nous donc en conséquence.

Parlons d'abord de la viande, de terre ou d'eau, c'est-à-dire viande ou poisson, qui est l'agent principal d'intoxication. Toute viande doit être mangée fraîche surtout par les temps chauds. Dans les villes la chose est relativement facile, car on tue à peu près tous les jours ; à la campagne la question est souvent difficile, on pourra se rabattre sur les animaux de basse-cour. Le poisson, sauf au littoral, et villes avoisinantes, doit être tenu pour suspect, de même d'ailleurs que tout gibier, à moins qu'on ne l'ait tué soi-même, car on sait alors de quand il date. Le gibier d'ailleurs a un autre inconvénient, c'est que tout animal forcé, traqué, est rempli de toxines.

Donc de préférence :

pour la ville......... la viande de boucherie
pour la campagne. la viande de basse-cour
pour le littoral..... le poisson

la charcuterie en général est peu recommandable.

Si la ville est favorisée sous le rapport de la viande, elle ne l'est pas par contre sous celui du lait, du beurre et des œufs, auxquels il faudra prêter une attention spéciale, surtout aux œufs auxquels les citadins devront recourir le moins possible, à moins qu'on ne puisse les faire venir *directement* de la campagne.

Le pain, les farines, les fromages s'altèrent aussi en vieillissant, surtout à l'humidité, mais ici le danger est moindre que pour les aliments précédents ; on peut y parer plus facilement.

Le légume est facile à conserver ; c'est ce qui fait à cet égard la supériorité du régime végétarien, cependant il a aussi ses dangers et chacun suivant sa nature doit être mangé aussi frais que possible.

ALIMENTS SAINS

Un aliment peut être insalubre de trois façons :

1° *Parce qu'il est d'origine malsaine :* la chair d'animaux malades — la viande trichinée (trichinose). ladre (tœnia). Les poissons au moment du frai — les moules et huîtres parquées dans des eaux malpropres. Le lait des vaches atteintes de diverses maladies, notamment de la tuberculose, les légumes arrosés avec certaines eaux d'engrais.

S'informer autant que possible de la provenance des aliments dont on fait usage.

2° *Parce qu'il est conservé d'une façon défectueuse :* Les conserves sont d'un usage commode, et leur commerce a pris une grande extension ; celles de légumes sont moins dangereuses que celles de viande.

D'une façon générale mieux vaut en éviter l'emploi, mais quand la nécessité y oblige n'employer que des marques qui ont bonne réputation, et s'assurer à l'ouverture de la boîte que le contenu est en état normal, ne trahissant par l'odeur ou l'aspect, aucune altération.

3° *Parce qu'on l'additionne de substances toxiques.* Ces substances sont tantôt des matières colorantes, ou des parfums artificiels, tantôt des agents antiputrides en vue de la conservation, ou encore provenant du mauvais nettoyage des ustensiles de cuisine.

Propreté et surveillance sont le meilleur remède ; se méfier des malaises analogues qu'éprouve un groupe de personnes soumises à la même alimentation, et qui pourra en certain cas mettre sur la piste de la cause : à soumettre à un homme compétent.

ALIMENTS NON FALSIFIÉS

Les aliments frelatés sont surtout l'œuvre de certains épiciers ou industriels, qui mélangent aux substances comestibles d'autres substances plus économiques, qui augmentent leurs bénéfices.

Avec le progrès de l'industrie beaucoup d'aliments et surtout de boissons sont aujourd'hui frelatés. Certaines falsifications sont plus dangereuses que les autres, mais d'une façon générale il faut se méfier de toutes, car elles nuisent plus ou moins à l'intégrité des fonctions nutritives.

Y penser c'est être sur le chemin de la vérité, confier les produits suspects à un chimiste expert, comme il y en a maintenant en plusieurs villes, et quand vous souffrez de l'estomac n'oubliez pas la possibilité de cette cause.

c) *Régime.*

Manger ce qu'on digère. A chacun son régime, tel est le grand principe qui domine toute cette question.

Tout aliment qu'on digère mal devient toxique.

C'est ainsi que ceux qui digèrent mal la viande, s'intoxiquent avec elle, bien qu'absorbée dans les meilleures conditions ; ce n'est pas elle qui est coupable, mais eux. De même certaines personnes supportent mal le vin, qui produit chez elles des troubles variés, notamment des douleurs appelées rhumatismes, et qui disparaissent avec sa suppression.

Le régime varie avec les tempéraments, le genre de vie, les maladies (neurasthénie, constipation, obésité, etc.).

D'une façon générale on reconnaît ici trois catégories :

1° *Régime carné, carnisme :* beaucoup de viande, peu de végétaux, œufs, lait.

2° *Régime mixte :* peu de viande, beaucoup de végétaux, œufs, lait.

3° *Régime végétarien, végétarisme :* pas de viande, uniquement des végétaux, œufs, lait.

Le choix du régime repose sur diverses considérations, au nombre de sept principales :

1° *Nécessité*, on mange ce qu'on peut et non ce qu'on veut ; l'homme primitif en était réduit à cette extrémité, et dans nombre de régions cette loi domine encore.

2° *Climat.* Il existe à cet égard trois zones :

Première zone...   climat du Nord...   Carnisme
Deuxième zone..   climat tempéré...   Régime mixte
Troisième zone..   climat équatorial.   Végétarisme

L'Esquimau qui se nourrit de viande et dans une certaine mesure d'alcool, est aussi bien dans la vérité que l'Indou réduit à l'aqua-végétarisme.

3° *Travail.* Chaque travail réclame une alimentation spéciale ; le contemplatif dans sa cellule ne saurait se nourrir comme l'ouvrier condamné à un dur labeur.

4° *Education.* Les habitudes contractées dans l'enfance influent sur toute la vie, et le régime dans lequel on a été élevé ne pourra être modifié que dans des limites restreintes.

5° *Age.* Le nouveau-né commence avec le régime lacté, qui doit être continué par le végétarien, et prolongé le plus longtemps possible ; vers la puberté seulement il est bon d'arriver à la nourriture substantielle qui sera celle de toute la vie jusqu'au déclin de l'âge, où il sera utile de se modérer et de revenir vers le végétarisme.

6° *Maladie.* Chaque maladie nécessite un régime particulier, qu'on laissera au médecin le soin de déterminer.

7° *Cures diverses.* La cure d'altitude, la cure marine, les sports, l'entraînement sous toutes ses formes, etc... réclament des régimes spéciaux, que l'expérience aujourd'hui a réglés d'une façon assez précise, et qui en font en quelque sorte partie.

Encore une question à résoudre pour clore ce chapitre sur l'alimentation.

Doit-on par principe et sans nécessité devenir végétarien ? Cette question est toute d'actualité surtout dans les milieux théosophiques.

D'une façon générale plus la matière est vitalisée, mieux elle nourrit ; l'animal nourrit mieux que le végétal, et ce dernier mieux que le minéral.

D'autre part plus la moralité de l'homme s'élève, plus il doit s'éloigner de l'alimentation animale pour se rapprocher de la végétale.

Ceux qui peuvent se contenter du végétarisme, le doivent en quelque sorte, c'est leur Dharma, leur devoir.

Essayez donc le végétarisme, voyez s'il vous réussit, d'abord par intermittences puis d'une façon plus ou moins continue, mais abandonnez-le s'il vous affaiblit.

L'alimentation, comme toute hygiène, est faite de renoncement progressif, qu'il faut proportionner à ses forces ; dans cet évoluisme gît la sagesse.

CHAPITRE II

CONSTITUTION — ÉDUCATION

Constitution de l'homme.

La science d'occident a, dans la constitution de notre être, minutieusement étudié tout ce qui en est visible, mais elle ignore la partie de nous-même, qui ne tombe pas sous les sens, et qui est en somme, la plus importante.

C'est à l'Orient, à la science indoue, issue des Védas, livres sacrés de l'Inde Antique, que nous sommes obligés de recourir pour apprendre la constitution de notre être invisible.

L'Homme, d'après cette science, est une trinité comprenant : conscience, matière, force [1].

1° La conscience, élément immatériel, n'est autre que ce que nous appelons l'âme, l'Ego.

2° La force, également immatérielle, émanant du soleil, devient en nous, l'énergie, la vitalité, le prana.

---

1. Voir mes livres : *Vie* et *Maladie*.

3° La matière forme nos divers corps, qu'on peut ranger en deux catégories :

a) L'être inférieur........   temporaire....... Le Sub.

    corps physique   Sthula

    corps astral   Kama

    corps mental inférieur   Manas inférieur

b) L'être supérieur....... permanent...... Le Super.

    corps mental supérieur   Manas supérieur

    corps bouddhique   Buddhi

    corps atmique   Atma

Le corps physique se subdivise en visible (le seul de nos corps qui le soit) et en invisible ou double éthérique.

Les corps, composant l'être supérieur, sont englobés sous la dénomination générale de corps causal, qui reste le même à travers les incarnations, tout en se développant.

Termes employés.

Afin d'éviter toute équivoque et confusion, je n'emploierai dans cet ouvrage que huit termes spéciaux, dont je donne plus loin la définition sous forme de courte description :

1° *Corps*   Corps visible   ⎱
2° *Ethérique* Double éthérique ⎰ Corps physique.
3° *Kamanas* corps astral et mental inférieur
4° *Causal*   corps : mental supérieur, bouddhique
                                    et atmique

5° *Prana*   la force ou vitalité
6° *Ego*   la conscience ou âme
7° *Le Sub* ou être inférieur, comprenant le corps,
                            l'éthérique et le Kamanas.
8° *Le Super* ou être supérieur, synonyme de Causal,
comprenant le mental supérieur, le Buddhi et l'Atma,
au fur et à mesure de leur développement.

Kamanas, abréviation de Kama manas, comprend
en réalité le corps astral et tout le mental, mais je
n'y fais rentrer que le mental inférieur, qui fonctionne toujours avec l'astral, et constitue une entité
très nette en physiologie, alors que le mental supérieur est rangé avec le causal, dont le rôle est tout
différent.

Définition des termes employés.

Corps physique

Le corps physique comprend :
1° Le corps visible ou simplement « Corps »
2° Le double éthérique ou simplement « Éthérique ».
Le corps est bien connu de chacun de nous ; je
ne parlerai ici que de l'Ethérique, invisible, qui le
pénètre partout, et le déborde sous forme de rayons,
constituant l'aura de santé ; quand ces rayons sont
perpendiculaires à la surface (côté droit de la figure)
ils indiquent une bonne tension pranique, et quand

ils s'inclinent (côté gauche de la figure) une mauvaise tension, c'est-à-dire la faiblesse ; l'Ethérique

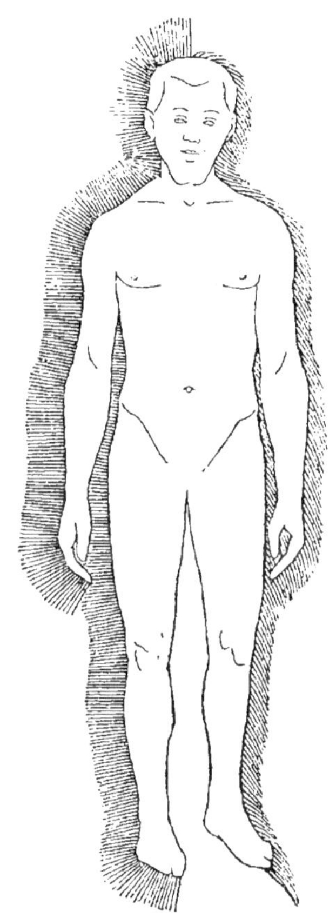

Fig. 1

Corps éthérique

Côté droit
sain

Côté gauche
asthénique

est en nous le réservoir ou l'accumulateur de la force vitale, ou prana ; c'est surtout par son altération que se développe la maladie appelée neurasthénie ou asthénie (voir chapitre VI).

KAMANAS

Kamanas, se compose du corps astral Kama, siège du sentiment, et du corps mental (inférieur), Manas (inférieur), siège de la pensée concrète.

Invisible, il se présente à la vue du clairvoyant, ainsi que l'indique la figure 2, sous forme d'un ovoïde qui déborde le corps en tous sens, à contour irrégulier pour l'astral, et régulier pour le mental.

CAUSAL

Le causal comprend le mental supérieur, siège de la pensée abstraite, et à mesure que l'homme évolue il se complète par les corps Buddhi et Atma.

Invisible, il se présente à la vue du clairvoyant (fig. 2) sous l'aspect d'un ovoïde qui interpénètre tous les autres corps, et déborde le Kamanas, d'autant plus que l'individu est plus évolué.

Permanent à travers toutes les incarnations, il est la coque protectrice de l'Ego, et le siège des plus hautes facultés de l'homme.

PRANA

Force vitale qui anime tout notre être, substance impondérable, immatérielle qui nous arrive du soleil, et qui en nous pénétrant devient l'énergie vitale

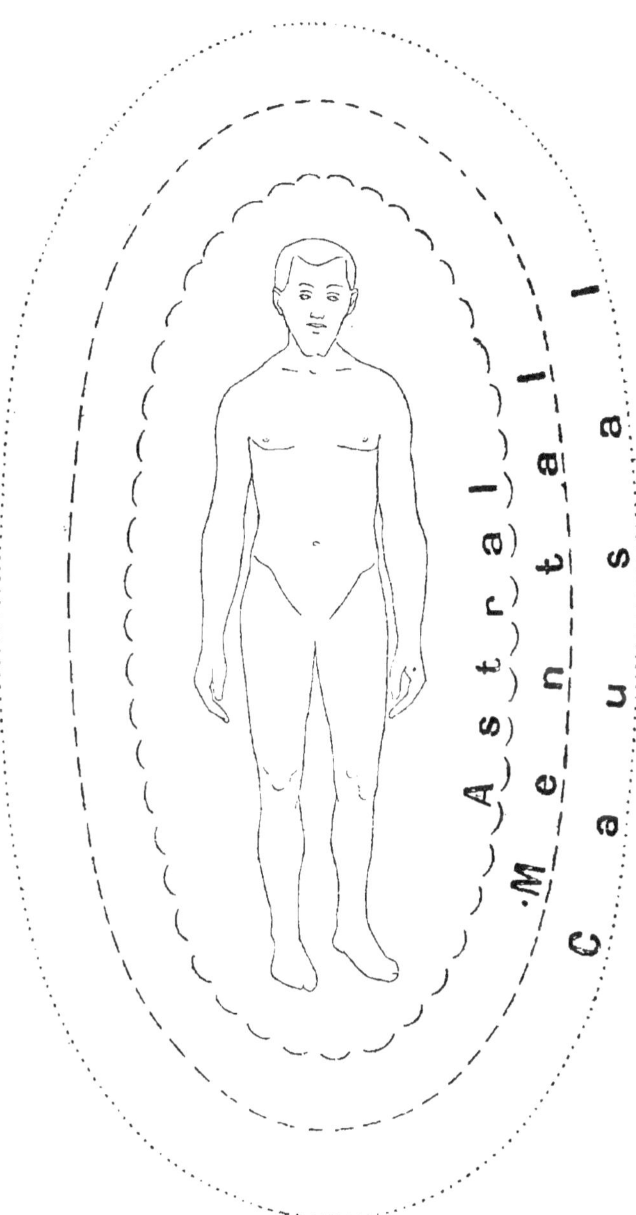

Fig. 2. — Corps : physique, astral, mental, causal.

ou vitalité, animant notre organisme, comme l'électricité quand elle meut un mécanisme approprié.

Ego

Ame, monade ou conscience, est comme le prana une substance impondérable et immatérielle, mais de nature différente.

Conscience, matière et force sont les trois éléments primordiaux de l'univers. La matière formant les corps, la force les animant, la conscience dirigeant la vie, en même temps qu'elle est le principe de la « Soi connaissance » auquel on donne le nom de Dieu, base de toute vie.

Sub et Super

J'ai indiqué ce qu'on doit entendre par ces deux termes (p. 48) ; pour l'explication plus complète de toutes ces dénominations, je renvoie à mon livre *Maladie,* où ils ont été décrits avec plus de détails, et aussi aux livres théosophiques (théosophie orientale ou de la société théosophique), me contentant ici de l'énoncé suffisant pour l'intelligence de cet ouvrage.

Destinée.

Quelle est la destinée de l'homme, composé de conscience, matière et force ? D'où vient-il et où va-t-il ?

La conscience formant en nous la monade, l'âme, l'Ego, est la partie essentielle de notre être ; détachée du bloc qu'on appelle Dieu, elle doit cheminer à travers les divers règnes de la nature, minéral, végétal, animal, humain, surhumain, pour retourner à Dieu dont elle provient, après avoir subi un processus spécial, qui n'est autre que sa *rénovation*.

Tout ce chemin à travers les règnes s'appelle « évolution ». L'Ego lui-même n'évolue pas, mais il détermine dans la matière qui l'enveloppe, les changements successifs, qui la constituent.

Sans nous occuper de l'évolution dans les règnes inférieurs, ce qui nous entraînerait beaucoup trop loin, nous avons à nous demander ce qu'elle est chez l'homme, car nous verrons ultérieurement que santé et maladie ne représentent que ses deux manières d'être..... normale ou anormale.

Voie d'évolution.

La voie d'évolution normale est celle qui nous conduit directement à Atma.

Atma est la pensée divine, localisée dans la matière du cinquième plan ou atmique. Ce cinquième plan, l'un des sept dont l'ensemble constitue la nature, représente l'intelligence divine (du Dieu de notre système solaire... Saguna Brahman des Indous [1].

---

1. Nirguna Brahman est le Dieu total, unique, absolu, infini, éternel... non manifesté. Quand il devient manifesté, Dieu d'un système, il s'appelle Saguna Brahman, et il y en a autant que de systèmes.

Pour que notre évolution soit terminée, il faut que l'intelligence de chacun de nous, arrive à se fondre avec Atma. Il faut donc que notre Ego dans son développement progressif, atteigne le plan atmique (5ᵉ plan). Quand Atma et notre intelligence ne font plus qu'un, l'évolution humaine est terminée... l'homme est devenu Dieu.

L'Evolution est donc le chemin parcouru par l'homme depuis sa naissance c'est-à-dire le plan mental, autrement dit troisième,... au cinquième plan à travers ses nombreuses incarnations.

Nous savons maintenant ce qu'est la voie d'évolution, mais comment est elle *normale* ou *anormale ?*

Bien et Mal.

Ici intervient la distinction du *bien* et du *mal*, qui va nous aider à résoudre la question.

Le bien est ce qui est conforme à Atma, la pensée divine, et le mal ce qui lui est contraire.

Le bien constitue donc la *voie d'évolution normale*, et le mal... *l'anormale.*

Le bien et le mal sont délimités, définis nettement, par l'ésotérisme, les religions, les philosophies, le naturisme[1], qui ont été donnés à l'humanité pour la conduire dans ce chemin parfois difficile ; nous ne pouvons ici en aborder le détail.

---

1. Voir: l'*Evoluisme,* déjà cité.

Suivre la voie du bien, c'est à dire se conformer aux préceptes de l'ésotérisme, ou d'une religion, d'une philosophie reconnue bonne, ou d'un naturisme élevé, c'est rester dans la voie d'évolution normale. S'engager dans le mal, c'est au contraire s'égarer dans une voie anormale, dont l'aboutissant sera *la maladie*. Examinons comment :

Les deux actions.

Une observation attentive révèle l'action de nos divers corps les uns sur les autres.

Cette action s'exerce en deux sens :

Ascendante allant du corps visible au super, en passant par l'Ethérique et le Kamanas.

Descendante en sens contraire de la précédente, et allant du Super au corps visible, à travers le Kamanas et l'Ethérique.

C'est par l'action ascendante, que se fait en nous *la connaissance*, (connaissance de l'extérieur), que progresse par conséquent et évolue le Super.

Mais c'est par l'action descendante que se règle la *santé* ; son étude doit donc nous éclairer sur la formation de la maladie.

L'action ascendante peut encore s'appeler centripète et la descendante centrifuge ; si on considère le Causal, siège de l'Ego, comme centre de l'homme; la première nous éclaire, nous instruit ; la seconde nous forme, nous éduque.

Ego pilote.

A l'état normal l'Ego est le pilote qui doit conduire la barque humaine. Tous les renseignements lui viennent du Kamanas, qui les reçoit lui-même du corps (par les sens) à travers l'éthérique.

Il doit juger tous ces renseignements, faire la part du vrai et du faux, puis donner ses ordres en conséquence.

Tant que le pilote est à la hauteur de sa tâche, tout va bien et la barque navigue en sûreté. Mais que le pilote faiblisse, le Kamanas prend plus ou moins la direction, et comme il ne possède pas le jugement, ne sachant pas discerner le vrai du faux, la navigation s'en ressent, devient périlleuse et aboutit souvent au naufrage.

Le pilote est l'Ego... ; la barque... l'être humain... ; la navigation... la santé... ; enfin le naufrage... la maladie.

Le vrai et le faux sont représentés dans la vie par le bien et le mal. Tant que l'Ego dirige, dominant le turbulent Kamanas, la santé reste bonne, mais quand il abandonne cette direction, passant la main à l'incapable Kamanas, la santé s'altère et la maladie survient.

Etudions le mécanisme de sa formation.

Kamanas.

Le Kamanas résume l'homme. En anglais *man* qui veut dire homme, vient de manas, on devrait dire Kaman, car le Kamanas forme un bloc indivisible dans son activité.

Ce Kamanas est ce que nous appelons « la mentalité », or toute notre conduite, toute notre manière d'être dépend de cette mentalité.

Nous l'apportons en naissant, suite de nos vies antérieures, et elle se modifie pendant toute notre existence, suivant la culture dont elle est l'objet.

L'éducation, (y compris l'instruction), est faite pour l'améliorer ; les mauvaises influences au contraire, la pervertissent.

Le Kamanas est sous la direction de l'Ego, qui est en quelque sorte son précepteur ; quand les circonstances éloignent ou suppriment ce précepteur, ainsi que cela arrive dans l'hystérie, on comprend tous les dangers que court le Kamanas, ou la mentalité.

La morale, dans son essence, se confond avec l'Ego, qui pour chacun de nous est le principe du bien, mais notre moralité est représentée par le Kamanas ; la morale c'est le principe et la moralité la manière de l'appliquer dans la vie.

Par ces quelques aperçus nous pouvons concevoir l'importance du Kamanas en nous, et l'intérêt capital que nous avons à le connaître pour savoir diriger notre culture mentale et toute notre existence.

Physique.

Le physique englobe, en nous, l'Ethérique invisible et le corps visible, que nous désignons plus volontiers par le mot « corps ».

Le causal ou Super, le Kamanas et le physique, ces deux derniers constituant le Sub, forment l'ensemble matériel de l'homme, (complété par l'immatériel comprenant conscience et force).

C'est par leur influence réciproque,

    soit ascendante, du Sub au Super,

    soit descendante, du Super au Sub,

que se fait l'évolution.

L'évolution elle-même se résume dans le terme « éducation », que nous allons maintenant étudier.

Éducation.

Le mot éducation est excessivement vaste car à lui seul il résume toute l'évolution, c'est-à-dire la formation de notre être matériel par la conscience à travers tous les règnes, pour le conduire à la perfection ; il comprend les éducations physique, morale, mentale, c'est-à-dire l'élevage, la moralisation, l'instruction.

Nous la limitons ici à l'homme, en l'envisageant surtout au point de vue de la santé.

L'éducation consiste à faire passer le supraconscient dans le conscient, et ce dernier dans le subconscient.

Il importe donc ici de nettement définir ce qu'on doit entendre par

supraconscient,   conscient,   subconscient.

Les trois consciences.

Le conscience est la partie de notre être matériel dans laquelle travaille notre Ego.

Au-dessous est la subconscience.

Au-desssus est la supraconscience.

Notre conscient c'est « Je »... je pense, j'aime, j'agis... Je, équivaut à l'Ego, le verbe, qui le suit, indique notre état matériel.

Notre subconscient représente le fonctionnement de l'être inférieur « l'automatisme psychologique » nutrition... circulation... calorification... réflexes... etc.

Notre supraconscient est cette partie de nous-même vers laquelle tous nos efforts tendent... l'au-dessus... l'au-delà... où la vérité s'estompe dans un brouillard, que nous voudrions dissiper... pressentiments... intuition... etc.

Siège des trois consciences.

Où siège notre conscient ? dans le cerveau, rayonnant de là dans tout un territoire de nos êtres inférieur et supérieur.

Le subconscient élit domicile dans le Grand sympathique et les centres nerveux d'ordre inférieur.

Le supraconscient habite le Causal.

Toute la partie du corps physique qui ne dépend pas du conscient appartient au subconscient, de même toute celle du Kamanas dont il ne fait pas usage relève du supraconscient.

Ces limites d'ailleurs se déplacent constamment quoique très lentement à travers l'évolution... le conscient cédant la place au subconscient pour envahir le supraconscient [1].

L'Ego a constamment en préparation un corps plus subtil que celui qu'il habite pour y monter, quand il sera prêt.

S'élever de plus en plus haut, tel est son objectif permanent.

Rôle des trois consciences.

De nos trois consciences :

La supra, explore, elle va de l'avant, constituant l'avant-garde qui ouvre la route.

La conscience, arrive ensuite, lutte et combat pour remporter la victoire.

La sub, est l'arrière-garde, qui ramasse le butin et l'emmagasine pour une utilisation ultérieure.

---

1. Je me borne ici aux données suffisantes pour la compréhension de notre sujet, le lecteur, qui en voudra de plus complètes, les trouvera dans les livres théosophiques notamment, A. Besant, *Etude sur la conscience.* 1910.

Habitude.

Ceci dit, voyons ce qu'on doit entendre par *habitude.*

L'habitude est le substratum de l'éducation.

Quand pour la première fois nous accomplissons un acte, notre conscient doit intervenir ; à mesure que nous le répétons il intervient de moins en moins, jusqu'à ce qu'il l'abandonne totalement au subconscient.

Exemple. Quand nous apprenons à écrire, notre conscient intervient d'abord pour nous enseigner à former chaque lettre séparément, puis à les grouper pour constituer des mots et enfin des phrases. A mesure que nous avançons notre conscient a de moins en moins à faire, et un moment vient où le subconscient fait tout, nous écrivons en quelque sorte machinalement, la plume sous la main obéissant directement à la pensée.

Il en est de même pour toute habitude, qu'elle soit bonne ou mauvaise.

Pensée.

C'est ainsi... par la pensée... que se fait l'habitude, et par elle l'éducation.

Quel que soit le champ de l'activité, où l'attention est attirée, partout il en est de même.

La pensée a une influence plastique sur la matière qu'elle travaille comme le sculpteur l'argile ; elle

arrive à lui imprimer une forme et un état vibratoire, conformes au bien ou au mal, suivant sa propre nature. De la sorte s'opère l'évolution matérielle
de la nature, qui est essentiellement *idéoplastique*,
car la pensée quoique agissant particulièrement sur
le plan mental, étend secondairement son action sur
les plans sous-jacents.

Quand la matière a subi le moulage de la pensée,
elle devient le cliché de toute action ultérieure,
d'après lequel la force travaillera ; ainsi se forme
l'habitude... ainsi s'effectue l'éducation... justifiant
l'aphorisme des Védas « l'homme devient ce qu'il
pense ».

En cet aphorisme se résume toute l'éducation, dans
laquelle la « Suggestion » joue un rôle capital.

Suggestion.

Le mot « Suggestion », autour duquel on a fait
tant de bruit depuis quelques années, si on veut bien
le dépouiller de son côté mystérieux et souvent char-
latanesque, est en somme synonyme de « pensée ».

Suggérer c'est faire naître une pensée dans notre
esprit, et toute pensée est le fruit d'une suggestion,
auto ou hétéro, c'est-à-dire venant de nous ou de
l'extérieur.

Le pouvoir de la suggestion n'est donc autre que
le pouvoir de la pensée ; ces deux mots sont presque
synonymes.

Suggestible.

Toutefois il est ici des distinctions à établir et le mot *suggestible* va nous aider à les comprendre.

Le suggestible est celui qui accueille facilement une pensée, alors que le judicieux ne l'accepte qu'après un contrôle plus ou moins sévère.

Si nous cherchons la cause de cette différence, nous la trouverons dans le *sentiment*.

Le suggestible ne se laisse guider que par le sentiment (Kama) alors que le judicieux fait intervenir le jugement (Ego).

Le suggestible est donc un sentimental, simple tempérament à un premier degré (tempérament hystérique), véritable maladie à un second (maladie hystérique).

Le judicieux est un intellectuel, si l'on entend par là celui qui pour penser ne se sert que de son corps mental, sous la direction de l'Ego.

Les deux suggestions.

Ceci nous amène à conclure qu'il y a suggestion et suggestion, c'est-à-dire qu'il en existe deux variétés : une qui est normale et qui nous conduit à des idées saines, l'autre pathologique ou hystérique qui aboutit le plus souvent à des idées fausses.

Nous comprendrons cette différence en analysant le mécanisme de la suggestion qui comprend deux actes successifs :

1° Le premier... est... la perception de l'idée.

2° Le second...   son acceptation.

Le premier est l'œuvre du mental, le second est celle de l'Ego chez l'homme judicieux ou normal, et de l'astral chez l'hystérique ou illusionniste.

Exemple : je vous dis « ce mouchoir est rouge » (alors qu'en réalité il est blanc)—1° en votre mental se forme l'idée d'un mouchoir rouge — 2° si vous êtes judicieux, l'Ego intervient et dit idée fausse non conforme à l'objet, et vous rectifiez — si vous êtes illusionniste ou hystérique, l'Ego n'intervient pas, vous vous dites : vous prétendez que ce mouchoir est rouge, or j'ai confiance en vous (c'est Kama qui juge au lieu de l'Ego), donc je vous crois et je conclus que ce mouchoir est rouge. Ce n'est plus l'Ego qui a jugé mais Kama, d'où l'erreur que vous fixez en votre esprit.

Nous pouvons donc admettre que suggestion et pensée sont en réalité synonymes, et que le pouvoir de l'une est celle de l'autre, seulement il y a

la pensée ou suggestion normale — saine — judicieuse
la pensée ou suggestion anormale — hystérique — illusionniste.

Mais ces deux variétés ont la même influence à l'égard de l'éducation, seulement il faut prendre ses précautions avec les anormaux ou illusionnistes.

Clichés.

Après cette digression indispensable, revenons au pouvoir de la pensée ou suggestion, pour montrer son rôle dans l'éducation.

Toute pensée se traduit dans notre Kamanas par un cliché, qui en est le substratum anatomique, ou autrement dit la matérialisation.

Notre activité aussi bien dans le domaine subconscient que dans le conscient est réglée par ces clichés.

L'inspecteur ou contrôleur des clichés est l'Ego, qui élimine ceux qu'il juge mauvais et conserve les bons.

La force agit en nous en actionnant la matière suivant le type indiqué par le cliché.

Le cliché est donc le contre maître qui fait travailler les ouvriers conformément à l'ordre du maître.

Ministère mental.

Notre mentalité est l'ensemble des clichés de notre Kamanas, qui dirige en chacun de nous l'activité consciente et subconsciente.

De l'ensemble de ces clichés résulte un état vibratoire spécial de notre mental, qui constitue notre diapason ou idéal.

Chez l'homme normal ou judicieux, une pensée n'est admise à titre de cliché durable ou définitif, qu'après un contrôle sévère, et une période de réflexion et d'expérimentation, plus ou moins longue.

Cette période de réflexion ou d'expérimentation permet de vérifier les avantages et inconvénients de cette idée, qui si elle est jugée bonne passe à l'état d'habitude, et ne tarde pas à descendre dans le subconscient.

Supposez par exemple qu'un médecin vous ait conseillé le régime végétarien pour votre santé ; vous commencerez par vous renseigner sur ce régime et vous documenter à son sujet, puis vous l'essaierez ; s'il vous réussit vous le continuerez, et il deviendra pour vous une habitude, dont bientôt vous n'aurez plus à vous occuper, le subconscient remplaçant le conscient.

Chez l'illusionniste ou l'hystérique, l'influence de l'idée ou du cliché est la même, le contrôle seul est différent. Au lieu du contrôle sévère de l'homme normal, l'hystérique ne juge que par le sentiment, si l'idée lui plaît ou le plus souvent même si le suggestionneur a sa confiance, l'idée est de suite admise et passe à l'exécution. Elle devient plus ou moins rapidement habitude suivant le degré de l'hystérie, brusquement si la maladie est franche, plus lentement et avec un contrôle atténué, s'il ne s'agit que du simple tempérament ; il y a d'ailleurs toute la gradation depuis l'état normal jusqu'à l'hystérie la plus accentuée.

Il en est de la composition de notre mental comme de celle d'un ministère qui constitue le pouvoir exécutif ; tant que les ministres ne seront choisis qu'après contrôle sévère et d'après leurs qualités, le gouvernement sera bon et marchera bien, mais s'ils ne sont qu'un assemblage de favoris, de courtisans, placés là par le caprice d'un souverain sans jugement, le pouvoir deviendra en quelque sorte maladif, hystérique, et tout ira mal.

Nos clichés représentent nos ministres, notre pouvoir exécutif ; à chacun de nous à savoir le composer ; c'est d'ailleurs à ce choix qu'on pourra évaluer la valeur de notre jugement, et reconnaître le judicieux de l'illusionniste avec tous les degrés intermédiaires.

Cliché et Maladie.

L'influence de nos clichés sur la production de la maladie est un fait reconnu par l'observation et l'intuition des esprits supérieurs ; elle doit donc être admise en principe ; aussi, sans que le mode de cette influence nous soit connu dans tous ses détails, nous pouvons l'expliquer dans certains de ses aspects, notamment dans l'hystérie, la peur, l'immoralité.

Hystérie.

Chez l'hystérique, à des degrés divers, suggérez une maladie, la coxalgie par exemple, et vous verrez ses divers symptômes se développer, sans qu'elle existe en réalité, mal imaginaire auquel se laissent tromper bien des médecins ; la suggestion, auto ou hétéro, est capable chez lui de produire des accidents de gravité variable, pouvant en quelques cas aller jusqu'à une syncope mortelle.

Peur.

La peur, qui est une pensée fortement teintée de sentiment, joue dans la production de certaines maladies une influence des plus nettes. C'est ainsi que dans les épidémies de choléra, variole, scarlatine, etc., les sujets qui en ont peur, ou qui se persuadent qu'ils seront atteints, sont victimes bien plus que les autres, les médecins par exemple, qui quoique vivant dans ce milieu infecté restent en général indemnes.

La peur ne produit pas elle-même la maladie, mais en modifiant les conditions de vie du sujet, elle affaiblit et prépare le terrain favorable à son éclosion.

Immoralité.

Toute pensée de mal attire et fixe dans notre être des éléments de mauvaise qualité, alors que celle de bien produit l'effet contraire. Les éléments de mauvaise qualité forment des détritus qui nous souillent et intoxiquent ; ils devront, à un moment donné, être éliminés par une crise qui se déclarera sous forme de maladie, petite ou grande, courte ou longue ; par ce mécanisme tout être immoral devient malade à un moment donné, punition Karmique destinée à le ramener au bien.

Pensée entraîneuse.

La pensée, qu'elle agisse comme dans l'hystérie en créant un simulacre maladif, comme dans la peur en favorisant la contagion, comme dans l'immoralité en souillant notre organisme et en rendant une crise indispensable, est donc en chacun de nous le précurseur de la maladie ; elle ne la produit pas directement, car pour cela il faut un agent spécial, physique, chimique ou figuré, mais elle lui ouvre la porte, qui sans cette influence resterait plus ou moins fermée.

La pensée est donc à l'égard de notre organisme comme le jockey avec son cheval ; le succès ou l'insuccès dépendent de lui, en grande partie, mais non exclusivement ; toutefois il est des jockeys qui sont excellents, parce qu'ils sont des entraîneurs de premier ordre ; il en est de même de la pensée qui suivant sa force et sa concentration réussira proportionnellement en bien ou en mal sur notre organisme.

En disant que le cliché ou la pensée amène la maladie, on ne veut pas dire qu'elle soit cette maladie même, mais qu'elle crée en nous les conditions favorables à son développement.

Clou de la question.

Nous pouvons poser les équations suivantes :
Cliché de bien... dans le Kamanas... Santé
Cliché de mal... dans le Kamanas... Maladie.

Or les clichés étant le résultat de l'éducation, la santé dépend d'elle.

Avec une bonne éducation l'homme restera bien portant, avec une mauvaise il deviendra malade.

L'éducation est donc, pour la santé, le clou de la question.

Toute notre activité organique et animale, c'est-à-dire subconsciente et consciente est réglée par les clichés.

L'Ego ne s'occupe pas de ceux du subconscient qui résultent d'une éducation ancienne, souvent même des vies antérieures, il n'intervient activement que pour ceux du conscient.

Sous son contrôle se forment les nouveaux clichés, hôtes du conscient qui descendent petit à petit dans le subconscient, remplaçant les périmés dont le temps est fini.

Nous sommes ainsi amenés à formuler des préceptes généraux d'éducation, indispensables comme base d'une bonne santé.

Chaîne et libre pensée.

Les deux grands systèmes d'éducation en présence desquels se trouve l'humanité actuelle sont ceux de la chaîne et libre pensée [1].

Par chaîne-pensée il faut entendre le cliché qu'on impose de force à un esprit, et par libre pensée celui qu'il accepte de son plein gré.

Il semble au premier abord que le système de la chaîne-pensée soit le préférable, et c'est en effet celui qu'adoptent les peuples peu évolués, mais l'expérience conduit aux réflexions suivantes :

Opportunité.

Pour enseigner l'équitation, vous donnez d'abord un cheval très doux, avec une selle et des étriers pour servir d'appui ; bientôt vous supprimez la selle et arrivez à des chevaux de plus en plus difficiles ; votre élève fera des chutes, mais petit à petit deviendra bon cavalier, tandis que si vous lui laissiez toujours selle et étriers, ou si même vous l'attachiez à cette selle pour éviter les chutes, vous n'obtiendriez aucun bon résultat.

De même si vous voulez apprendre à un enfant à marcher, vous le soutenez pour commencer, mais bientôt le laissez aller seul ; il tombera souvent, se relèvera et bientôt saura tenir son équilibre ; mais

1. Voir *Évoluisme*. Auvard-Schultz, 1914, p. 216.

si, pour éviter les chutes vous le soutenez longtemps vous retarderez le moment où il sera maître de son équilibre, et lui rendrez par conséquent un mauvais service. S'il a un défaut de constitution il faudra lui faire de l'orthopédie.

Soutenez de même l'homme au début de son évolution, mais abandonnez-le à lui-même le plus tôt possible, si vous voulez qu'il évolue vite. Ne lui faites d'orthopédie que s'il est vicieux ; la maison de correction ou d'éducation lui est alors indispensable sans quoi il deviendra un criminel.

Plus on pourra laisser de liberté à l'homme, sans nuire à la société..... plus vite il évoluera.

Évoluisme.

Il faut donc laisser à l'homme dans son éducation, le plus de liberté possible, sans aller jusqu'au point où elle peut lui devenir dangereuse.

En d'autres termes, il faut proportionner le don de liberté, à son évoluisme..... en ce principe réside la vraie sagesse éducatrice.

A notre degré d'évolution, l'enfant sauf quelques exceptions, doit être élevé au régime de la chaîne-pensée, arrivé à l'âge adulte, laissez-le jouir de la libre pensée.

Tel est le principe général pour les peuples les plus évolués de notre époque, mais avec de nombreuses exceptions soit pour les enfants, qui sont particulièrement évolués, ou les adultes qui ne le sont pas suffisamment, et qui rentrent dans la catégorie des arriérés et criminels.

Santé.

Les principes de liberté et de chaîne, qui sont ceux de toute éducation, s'appliquent exactement à la santé, qui est en somme l'expression de l'état normal de l'homme sous ses divers aspects.

Donc tout ce qui vient d'être dit, quoique pouvant paraître s'écarter du cadre de ce livre, y rentre exactement.

Pour étudier les diverses sciences, l'homme est obligé de les séparer les unes des autres, ainsi se créent les spécialités, qui pendant longtemps paraissent étrangères l'une à l'autre.

Puis quand le jour de la synthèse arrive, quand on sait s'élever assez haut pour voir l'ensemble, on s'aperçoit que toutes ces limites sont fictives, et que le tout forme un ensemble unique.

C'est ce qui arrive aujourd'hui pour les diverses branches de l'éducation.

Si on avait dit il y a un siècle seulement, que physique, moral et intellect font partie d'un même tout, obéissant à la même loi, on n'aurait pas compris ; à l'heure actuelle cette idée commence à nous paraître toute naturelle.

Physique, moral, intellect, doivent être groupés ensemble pour l'éducation, qui doit les plier au même joug et les conduire à l'harmonie, qui est la base même de la santé.

La santé n'appartient donc pas exclusivement au domaine de la médecine, mais à celui de l'éducation générale.

Empreinte.

D'après les considérations qui précèdent, tâchons de nous faire une idée nette, de ce qu'est en chacun de nous *l'empreinte*, résultat de l'éducation, et qui formée dans notre jeunesse laisse des traces le plus souvent indélébiles, au moins pendant une vie, et quelquefois pendant plusieurs, quelle que soit notre évolution.

Dans la maison où nous sommes nés et avons été élevés, sous l'influence de nos parents, et de l'ambiance, chacun de nous a contracté une série d'habitudes, qui ne s'effacent jamais de notre être pendant notre existence.

Toute la vie nous recherchons les plats qui ont délecté notre enfance, même si parfois ils sont grossiers et bizarres.... nous aimons la silhouette de nos montagnes, ou la monotonie de nos grandes plaines, le langage de nos paysans, le clocher de notre village quelque simple ou rustique qu'il soit, les arbres dans lesquels nous avons grimpé autrefois.....

Le spleen nous envahit et nous tue au loin, même dans les paysages les plus grandioses, mais il se dissipe alors que nous revenons à notre nid et que nous

nous retrouverons dans l'empreinte de notre jeunesse.

Tout cela affaire d'éducation..... d'habitude.

Sceau de santé.

L'empreinte doit être familiale, mais aussi nationale ; c'est en élevant tous les enfants d'une nation d'après les mêmes principes, qu'on créera le bonheur d'un peuple par l'harmonie et la concorde.

A la fois physique, morale, intellectuelle, comme l'éducation et s'adressant à tous les éléments de notre être inférieur, notre sub, l'empreinte doit être l'œuvre de l'enfance et de l'adolescence, depuis la naissance jusqu'à vingt ans environ ; les trois sont simultanées, cependant la physique doit avoir d'abord la prééminence, ensuite la morale, en dernier lieu l'intellectuelle.

Certainement elle ne peut pas tout par elle-même, car les lois d'hérédité et de Karma, par lesquelles nous apportons certains vices de constitution et de tempérament, ne sauraient être violées, mais elle les corrigera dans la mesure du possible.

C'est grâce à elle enfin, que sera fixé en nous, suivant notre capacité, le « sceau de santé » gravé en tout notre être pour notre existence.

Éducation, empreinte, santé, ne font qu'un !

Conclusion.

Ayant nettement établi l'influence sur nous de la chaîne-pensée (hétéro-éducation) et de la libre pensée (auto-éducation), reconnaissons qu'elles ont l'une et l'autre leur raison d'être.

En général toutes les voies de la nature sont bonnes, pourvu qu'on les utilise à leur heure... et à cet égard nous n'avons pas de meilleur guide que l'Evoluisme.

L'éducation est donc le point capital de notre vie, elle mérite toute notre attention..... c'est elle qui règle toute l'évolution.

La santé, comme le bonheur, en est la conséquence, et être sain consiste à savoir s'éduquer dans la direction normale, dans la voie du bien.

Pour le malade qui s'en est écarté, le retour à la santé consiste à reconnaître son erreur, et à rentrer dans la bonne voie.

Mais quelle que soit la voie suivie, ayons toujours présente à l'esprit, la grande loi qui domine l'éducation, et qui résume tout ce chapitre :

L'homme devient ce qu'il pense.

Mais il faut temps et constance.
car si l'éducation modifie rapidement les uns, elle n'agit que très lentement sur d'autres... parfois d'une vie à l'autre.

Fixons bien dans notre esprit *les idées fondamentales* suivantes :

« Toute notre santé, pour l'atome le plus grossier jusqu'au plus subtil qui nous composent, est réglée par les clichés de notre Kamanas. »

« Nous ne resterons bien portant que si ces clichés

sont bons, c'est-à-dire conformes au bien, car ceux qui appartiennent au mal entraînent la maladie comme conséquence. »

« La Sagesse veut que les hommes mûrs pour la libre pensée choisissent leurs clichés eux-mêmes, les autres ont intérêt à être soumis à la chaîne-pensée. »

« Les personnes qui sont prématurément abandonnées à la libre pensée, auront à en souffrir d'autant plus que leur jugement est moins avancé. »

La santé n'est pas, comme beaucoup le supposent, une question limitée à la médecine, c'est-à-dire ce n'est pas en se confiant à un médecin, qui lui-même vous adresse à un pharmacien, que vous resterez forts et valides, mais une question générale d'éducation et d'hygiène.

Or l'hygiène..... c'est la pensée saine, normale, conforme au bien.

L'éducation des enfants, des adultes, et même des vieillards... l'éducation des familles... des peuples... et enfin de toute l'humanité, qui a pour but « Santé Bonheur » ne doit avoir qu'un idéal.

« La pensée saine, normale ».

Tous les littérateurs... savants... mystiques... tous ceux, en un mot, qui se livrent au dur labeur de trouver la vérité morcelée à l'infini, mais en réalité unique, doivent réunir leurs efforts pour cette conquête, car « pensée saine équivaut à santé bonheur ».

Détruisons l'idée mesquine, que la santé résultera pour nous de l'ingestion de quelques drogues, de l'usage de quelques remèdes, de l'emploi de quelques saignées ou purgatifs ; certainement ils peuvent être accidentellement nécessaires, mais la santé dépasse de beaucoup les limites de notre corps visible, nous nous acharnons après ce corps parce que nous ne voyons que lui et croyons qu'il est tout notre être ; il n'en est qu'une partie infime, la plus négligeable. Il est, en vérité, un serviteur indispensable, sans lequel nous ne pouvons vivre sur terre, mais il n'est pas la partie noble de nous-même..... celle qui règle notre destinée.

Cette destinée est réglée dans notre Kamanas, le grand magasin de tous nos clichés, de toutes nos conceptions ; c'est en surveillant ce magasin, en le soignant d'une façon particulière, comme le véritable tabernacle de notre évolution, que nous trouverons et conserverons la santé.

Le pilote conduit sa barque en manœuvrant sagement le gouvernail. L'automobiliste règle sa direction, en maniant habilement le volant de son véhicule. — L'homme pour guider son évolution a aussi un gouvernail, un volant... directeurs... c'est la pensée..... qu'il apprenne à s'en servir, en prenant pour devise :

« L'homme devient ce qu'il pense ».

CHAPITRE III

TEMPÉRAMENT — MALADIE

L'éducation, élucidée dans le chapitre précédent, va nous donner la clef du tempérament, et de la maladie, qui en dérivent directement.

Tant que l'homme, de même que tout être reste dans la voie normale d'évolution, sa santé demeure inébranlable, mais aussitôt qu'il s'en écarte, ce qui d'ailleurs est la règle, naissent à un premier degré le tempérament, et à un second la maladie.

Tempérament et maladie sont donc les deux degrés d'un même aspect... l'un étant l'antichambre de l'autre.

Pour le comprendre, rappelons-nous ce qui a été dit de l'éducation.

Éducation.

L'éducation est la descente successive du supraconscient dans le conscient et de là dans le subconscient.

Le supraconscient passe dans le conscient par l'intuition ou par l'instruction, cette dernière étant la voie ordinaire de nos connaissances.

Le conscient passe dans le subconscient par l'habitude, qu'elle soit imposée ou volontaire.

Éducation, clef de l'évolution.

Toute notre vie organique aussi bien qu'animale est réglée par ce mécanisme.

Il est vrai que nous n'avons pas actuellement ou peu à intervenir dans la plupart de nos fonctions organiques, respiration, circulation, digestion, etc., mais nous avons dû le faire autrefois, alors que nous avons parcouru la série animale, quand ces fonctions se constituaient.

Si au lieu de nous limiter à notre vie actuelle, nous synthétisons tout notre passé, nous arriverons à la notion que notre vie organique a d'abord été consciente avant de devenir subconsciente.

Tout cela a été très long et s'est fait par transitions insensibles, à travers des millions d'années, mais la nature n'est pas avare du temps ; à nous de le comprendre.

L'homme devient ce qu'il pense.

En conséquence, tout ce que nous sommes aujourd'hui, mental, astral, physique, ou si vous préférez, intelligence, sentiment, action, a été édifié par la conscience, qui l'a puisé dans la supraconscience, pour le déverser ensuite dans la subconscience.

Tout ce que nous sommes aujourd'hui est donc ou a été notre œuvre consciente, bien que nous en ayons perdu le souvenir.

Ce même travail qui a été fait dans le passé se continue d'ailleurs actuellement — notre être est dans un devenir perpétuel, et c'est nous qui le créons.

« L'homme devient ce qu'il pense » — gravons ce précepte en notre esprit, car il dirige toute notre évolution.

Pensée pilote.

L'homme devient ce qu'il pense... toutefois remarquons que la pensée, pour le bon fonctionnement de notre être, doit s'étendre à l'ensemble de notre organisme.

Si par exemple nous pratiquons le bien en morale, mais négligeons les règles d'hygiène quant à ce qui concerne les fonctions de notre corps, nutrition, respiration, exercice, etc., le résultat général ne saurait être satisfaisant.

Il en est de notre être comme d'un navire dont la pensée serait le pilote, si ce pilote se contente de faire marcher le gouvernail, sans surveiller les autres parties de son navire, la traversée ne sera pas assurée.

Disons donc pour être complet, l'homme devient ce qu'il pense, à la condition qu'il englobe en sa pensée tout ce qui doit l'intéresser.

Conscience rétrograde.

Notre conscience s'élève de plus en plus dans le supraconscient, et d'autre part cède la place progressivement au subconscient, qui grandit au fur et à mesure de l'évolution.

Cette progression est continue, toutefois elle peut être entravée, par certaines maladies ou pratiques — c'est ainsi que dans l'hypnose, notre conscience pénètre à nouveau la subconscience. Par le même mécanisme certains fakirs ou acrobates d'Orient, grâce à l'entraînement, remettent dans le conscient certaines fonctions normalement subconscientes, pouvant par exemple vomir à volonté, et faire contracter volontairement d'autres muscles de la vie organique.

Ces faits nous expliquent la fâcheuse influence de la pensée dans certaines fonctions organiques, digestives ou autres. Les hypocondriaques, en ayant constamment la pensée dirigée sur un point ou une fonction de leur être, arrivent à l'entraver et à créer la maladie.

En parlant de l'hystérie, nous verrons le parti qu'on peut tirer de la suggestion pour le fonctionnement de notre organisme... la base de son influence est dans ce qui vient d'être exposé.

Deux degrés de la maladie.

Mais, arrivons à la question du tempérament et de la maladie, que nous examinerons ensemble, les deux faisant, ainsi que nous l'avons dit, partie de la même entité.

Santé étant l'état normal de l'homme, quand cet état devient anormal on a :

à un premier degré... le tempérament
— second   —   la maladie.

La santé se traduit par le bien-être, l'euphorie, le calme... la joie de vivre.

La maladie par le malaise, la dysphorie, la nervosité, l'inquiétude à des degrés variables... jusqu'au désespoir et à la mort.

Le tempérament est en quelque sorte intermédiaire entre les deux.

Définition du tempérament.

Le mot tempérament à une acception très vaste et demande, pour la compréhension du sujet à être nettement défini, précisé.

Considérons-le comme la ligne d'évolution de chacun de nous, caractérisé par notre *dominante* dans le domaine qu'on envisage.

Suivant le plan où notre attention se fixe, on aura donc :

Au physique : le lymphatique, l'arthritique, l'hystérique, l'asthénique, le lésionnaire, etc.

A l'astral : le passionné, le calme, l'Epicurien, le stoïcien, l'indifférent, le tendre, etc.

Au mental : les diverses formes de mentalité suivant les individus.

Quel que soit le plan que l'on considère le tempérament peut être normal, physiologique, et anormal, pathologique ; dans le premier cas il n'est qu'un aspect de l'évolution normale, une de ses mille nuances — Dans le second il est l'anti-chambre de la maladie.

C'est cette seconde catégorie de tempéraments, qu'on peut dénommer *morbides*, que nous envisageons exclusivement dans ce chapitre, laissant de côté les *physiologiques* ou *normaux*, qui ne font pas partie de ce domaine.

Les trois grands tempéraments morbides sont : l'hystérique, l'asthénique [1] et le lésionnaire (avec des sous-divisions) correspondant aux mêmes classes de maladies, qui seront expliquées plus loin.

N'oublions pas qu'il ne s'agit ici que des tempéraments morbides.

Côtés objectif et subjectif.

Dans toute maladie il y a deux côtés à envisager, l'objectif et le subjectif.

Le subjectif est constitué par le malade lui-même, qui est le terrain où le mal doit évoluer.

L'objectif comprend les divers agents (physiques, chimiques ou figurés) qui envahissent le corps et produisent les lésions.

Envisageons d'abord le côté subjectif.

---

1. Les tempéraments lymphatiques et arthritiques *sont des sous* variétés de l'asthénique.

Siège de la maladie.

L'homme se compose de deux êtres :

Le supérieur, Super, causal (mental sup. Buddhi Atma) partie indestructible de l'homme, qui s'accroît progressivement, utilisant les périodes d'incarnation pour accumuler les matériaux de son développement, celles de désincarnation pour les assimiler, et créer des facultés ; il ignore la maladie étant inaccessible au mal.

L'inférieur, Sub (Physique, astral, mental inf.), partie temporaire de l'homme, ne durant qu'une incarnation, et ne servant en quelque sorte qu'au développement du Super ; lui seul est susceptible de devenir malade, quand il quitte la voie normale d'évolution.

Maladie et Tempérament sont donc le propre du Sub, le Super en étant exempt par sa nature et n'y prenant nullement part ; la cause en est l'écart de la voie évolutive normale.

Trois stades de la maladie.

Comme pour l'éducation, qui régit tout en nous aussi bien l'état normal que l'anormal, la maladie [1] chemine de nos corps supérieurs vers l'inférieur.

Pour l'éducation nous avons suivi cette marche du

1. D'après la définition qui précède, tempérament morbide et maladie étant les deux degrés du même processus, pour ne pas embrouiller notre description nous les considérons en bloc, sous la dénomination générique de *maladie*, qui englobe le tout.

supraconscient, au concient, puis au subconcient ;
ici le supraconscient est hors de cause, car la maladie n'existe pas pour lui, nous n'aurons donc à
envisager que le conscient et le subconscient, et au
lieu d'employer ces termes, nous dirons :

Kamanas. . . $\Big\}$ Conscient
Ethérique . .

Corps. . . . Conscient et subconscient [1].

Ce sont les trois stades de la maladie ; un exemple
va nous l'expliquer :

Maladie de cœur.

Voici une personne jusque-là bien portante ; un
jour à la suite d'une fatigue, d'un refroidissement
ou d'une autre cause, elle éprouve un point douloureux dans le voisinage du cœur. Le Kamanas l'en-
registre et ayant l'exemple de personnes mortes ou
agonisantes d'une maladie de cet organe, il conclut
que son cas est identique, bien que cette douleur
n'indique nullement la maladie en question ; cette
idée erronée, prend en quelque sorte racine dans
l'esprit. Au bout d'un certain temps l'idée maladive,
grâce *à l'action descendante*, agit sur l'Ethérique,
plus particulièrement sur la région destinée à four-

1. Le supraconscient, chez l'homme ordinaire, correspond à l'être
supérieur ou Super ; le conscient englobe le Kamanas, l'Ethérique et la partie du corps visible non soumise au grand sympathique ; le domaine du grand sympathique est celui du subconscient (v. p. 59).

nir le prana ou force vitale au cœur, d'où résultent
des troubles nerveux cardiaques, palpitations, étouf-
fements, anxiété, mauvaise circulation. Qu'une crise
de grippe, rhumatisme ou maladie infectieuse quelconque, ou même sans elle, les microbes qui errent
constamment dans notre organisme vont envahir le
cœur affaibli, déjà malade, et une lésion cardiaque
va se constituer. Il y a quelques mois la maladie du
cœur n'était qu'une idée, puis l'idée est devenue
trouble nerveux, et le trouble nerveux, grâce à l'action de causes adjudantes s'est transformé en lésion.

Tels sont les trois stades tantôt nets, tantôt voilés
ou incomplets, que suivent la plupart des maladies.

Kamanas . .   Stade de l'idée
Ethérique. .   Stade des troubles nerveux
Corps . . .   Stade de la lésion.

Objection.

Mais objecterez-vous, votre choix s'est arrêté à
une maladie où cette explication est possible, relativement facile, prenez, par exemple, une rougeole, une fracture, ces trois stades n'y existent pas,
la lésion s'y produit brusquement, inopinément,
sans préparation.

Votre objection est fondée, aussi vous ai-je dit
que ces trois stades étaient tantôt nets, tantôt voilés ou incomplets, mais je vais vous donner, en
m'expliquant, la preuve qu'ils existent toujours à des

degrés variables et qu'ils règlent la marche de toute maladie.

Examinons donc successivement les deux termes de votre objection : Rougeole, Fracture, pour résoudre la question.

Rougeole.

Pour la rougeole, fièvre éruptive, comme pour la plupart des maladies, intervient ce qu'en médecine on nomme « le terrain », qui nous amènera à la compréhension désirée. Notre corps est comparable à un sol apte à certaines cultures, inapte à d'autres. Inoculez un microbe, celui de la rougeole par exemple, si le terrain est favorable la maladie se développera, sinon elle n'aura pas lieu. Chacun de nous est ainsi réceptif à certains microbes et réfractaire à d'autres. Mais qu'est-ce qui règle cette nature du terrain ? c'est la vie même des tissus laquelle dépend du corps éthérique, réservoir de l'énergie vitale. Nous voici donc par une voie détournée ramenés à l'Ethérique dont l'influence permet ou empêche la maladie, c'est-à-dire au second stade que nous avons admis. Et le premier stade : l'idée ? C'est un fait bien connu, que dans les épidémies, notamment dans celles de choléra, les personnes qui ont peur d'être atteintes le sont beaucoup plus facilement que les autres. La crainte, autrement dit l'idée, prépare donc la réceptivité. Les médecins et en général ceux qui n'ont pas peur restent relativement indemnes. Nous voici donc ramenés à nos trois stades :

Stade de l'idée
Stade du trouble nerveux... ou terrain
Stade de la lésion.

J'admets que souvent l'influence de l'idée ne pourra être nettement établie. Mais quand le milieu de culture est préparé depuis longtemps, depuis la naissance ou même avant par l'hérédité, il y a des influences lointaines que nous ne pouvons déceler ; sachons nous contenter des cas où elle existe nettement.

Je suis persuadé, pour ma part, que l'idée a une notable influence sur la préparation du terrain, et que, dans l'avenir, on arrivera à la modifier par un entraînement moral approprié, qui fera partie de la psycothérapie future ; on aura ainsi trouvé un succédané des vaccins actuels. C'est d'ailleurs par ce mécanisme, c'est-à-dire par la culture de la pensée que les « Christian scientists » et d'une façon générale tous les apôtres de la « cure mentale » quelle que soit leur étiquette ont obtenu leurs succès, montrant ainsi à la science officielle le chemin à suivre ; tout l'avenir de la psycothérapie est là... et il est grand !

Fracture.

J'arrive à la seconde objection celle de la *fracture*, qui s'applique à tous les accidents ou traumatismes en général.

L'influence du terrain ne saurait ici être négligée, car les os sont plus ou moins friables suivant les personnes, et la même cause amènera une fracture chez l'un, alors qu'elle restera impuissante chez l'autre, mais, en somme, elle reste secondaire, car il n'y a pas d'os qui puisse résister à une cause suffisante.

Toutefois, à côté du terrain, purement *physique* que nous venons d'envisager, il en est un *moral*, qui se confond avec le *Karma*, et qui ici va tout nous dévoiler.

Mes lecteurs théosophes connaissent le Karma, pour ceux qui l'ignorent je dirai qu'il est la justice immanente réglant notre destinée ; ses voies sont — tantôt directes, c'est ainsi que tout vice conduit à une ou plusieurs maladies, qui en sont le châtiment et correctif — tantôt indirectes, un crime par exemple sera après une échéance de temps variable puni par un accident ou une calamité quelconque [1].

Les accidents ne sont pas, comme beaucoup le pensent, un effet du hasard, mais bien du Karma ; depuis la simple égratignure, jusqu'à la catastrophe mortelle, tout dépend de lui.

Si notre Karma est sans tache aucun accident n'est

1. Lire à cet égard mon livre *Vie*, chapitre XV.

possible ; tout ce qui nous arrive est la conséquence de nos pensées, plus ou moins accompagnées de désirs et d'actions.

C'est donc par nos pensées que nous créons notre Karma, terrain moral qui permettra les accidents, soit la fracture que nous avons prise pour exemple.

Nous voici donc ramenés comme précédemment aux trois stades énoncés :

— Stade de l'idée.

— Stade des troubles, permettant l'accident.

— Stade de la lésion, produite par l'accident.

Autrement dit, à la racine de la maladie, il y a une idée de mal, quelconque, qui a troublé notre Kamanas et engendré un mauvais Karma.

Notre éthérique a été influencé en mal, une mauvaise condition a été développée en lui, mais ici ce point est secondaire, le principal est l'influence extérieure qui aura permis l'accident survenu.

Cette cause agissant sur nous, produit la lésion qui sera d'autant plus grave que le terrain est plus mauvais, et d'autant moins qu'il est meilleur.

Synthèse.

Quelle que soit la maladie, que nous envisageons, accidentelle ou spontanée, nous trouvons donc :

Un premier stade, ayant pour siège le Kamanas, idée de mal, qui permettra la maladie.

Un second stade, ayant pour siège, soit l'éthérique s'il s'agit d'une maladie spontanée, soit les régions de la nature où s'élabore le Karma si ce doit être un accident, et qui ouvre la porte aux causes déterminantes de cette maladie.

Un troisième stade, ayant pour siège le corps visible, et caractérisé par une lésion, qui évoluera vers la guérison ou la mort.

En réfléchissant sur ces trois stades, on ne tarde pas à s'apercevoir que :

Le premier est le résultat de notre activité consciente. L'homme crée sa destinée par la pensée... il devient ce qu'il pense... la pensée du mal se transforme en maladie.

Le second est la justice immanente, qui décrète les récompenses et les peines, méritées par chacun de nous, destinées à faciliter, à assurer l'évolution.

Le troisième est l'application du décret, punition s'il s'agit d'une maladie, qui doit nous arrêter sur la mauvaise voie où nous étions engagés... et nous ramener dans la bonne.

Généralisation.

En conséquence, toute maladie quelle qu'elle soit a trois stades :

Kamanas.	— Stade de l'idée.
Ethérique.	— Stade du terrain.
Corps.	— Stade de la lésion.

1° Toute idée de mal conduit à une maladie, que cette idée soit celle de la maladie elle-même dont on sera affecté, ou toute autre. Il suffit que notre Kamanas perde son équilibre, son harmonie, en se laissant envahir par le mal, pour que le germe morbide naisse en nous, forcé un jour où l'autre d'aboutir. Il se produit en quelque sorte une tache noire dans notre Kamanas, qui devra être effacée par un processus, constituant la guérison, le retour à l'état normal. C'est à nous de bien comprendre ce point, car à ce stade nous sommes tout puissants, et si nous savons éviter la tache en question nous ne deviendrons jamais malade. Mais quand elle est produite, la maladie, petite ou grosse, qui en sera la conséquence, est fatale. N'oublions jamais que « l'homme devient ce qu'il pense », que « toute pensée de mal amène un état morbide ».

2° Après le stade de l'idée, survient celui du terrain, qui prend un double aspect. Le milieu de culture proprement dit c'est l'état de notre éthérique, nous rendant accessible ou réfractaire à certaines maladies. Mais à côté de lui, il y a celui qui est en dehors de nous et qui est constitué par notre Karma, autrement dit notre dossier auprès de la justice immanente. Les deux font bien partie de notre Karma, qui englobe le tout, mais l'un est intérieur, l'autre extérieur, disons donc :

Terrain intérieur..... ou notre corps éthérique.

Terrain extérieur.... ou notre dossier karmique.

C'est grâce à l'un ou l'autre, l'un et l'autre, que nous devenons vulnérables aux causes morbides, lesquelles sont au nombre de trois :

Les agents physiques (traumatismes, etc.).

Les agents chimiques (poisons, intoxications, etc.).

Les agents figurés (parasites, microbes, etc.).

3° Devenus vulnérables aux diverses causes de maladies, la lésion se produit en nous... prenant les formes variées, que décrivent les livres de médecine.

A un premier degré, simple tempérament morbide, antichambre du second degré ou maladie, qui se déclarera un jour ou l'autre ; celle-ci attaquant notre être matériel, altérera secondairement notre conscience et notre force, de telle sorte qu'on peut plus ou moins distinguer.

Les maladies de la matière.

    —   de la force.

    —   de la conscience.

Bien qu'à la base il y ait toujours une altération matérielle, soit de notre corps visible, soit des invisibles.

Déduction pratique.

Partant de ces données nous allons pouvoir faire un examen fructueux, comme conséquences, des tempéraments et maladies ; nous n'en étudierons que les grandes lignes, de manière à en démasquer le mode de formation, pour apprendre à nous protéger, c'est-à-dire pour conserver ou conquérir *la santé*, objet de cet ouvrage.

Le lecteur, peut-être fatigué des considérations

qui précèdent, se demande quel intérêt pratique se dégage de cet exposé ; importe-t-il que la maladie, comme l'éducation, suive une marche descendante du Kamanas, à l'éthérique, puis au physique ?

Il importe énormément... car si la maladie a pour origine le Kamanas, c'est sur lui que nous devons agir pour la prévenir, et l'empêcher d'envahir notre organisme.

Tous les médecins sont d'accord sur le principe « prévenir est plus sûr que guérir », or si on peut arrêter le mal alors qu'il est en train de se former dans le Kamanas, la santé régnera infailliblement.

Aussi au lieu d'entourer le physique de précautions minutieuses, ainsi qu'on le fait actuellement c'est au Kamanas qu'il faut s'adresser, c'est à lui que doit s'appliquer l'hygiène préventive, si l'on sait remonter jusque-là, c'est la santé assurée.

Tel est le principe à graver en notre esprit : nous allons maintenant en aborder le détail, en donnant d'abord sous forme de classification une idée des maladies qui peuvent nous atteindre.

Classification des maladies [1].

Tout à l'heure nous avons dit qu'il pouvait y avoir en nous des maladies de la matière, de la force et de la conscience. C'est en effet ce que l'observation des faits nous démontre :

1. Je résume ici ce que j'ai exposé en mon livre : *Maladie* (Paris, 1918), auquel je renvoie le lecteur pour plus de détails.

Maladies de la matière... les lésions.

Maladies de la force... les asthénies ou neurasthénies.

Maladies de la conscience... pathologie cérébrale, aliénation et hystérie.

Toutefois, comme d'après la science indoue, parfaitement dans le vrai, la matière seule peut être malade, il faut admettre les trois classes suivantes de maladies :

1° Celles qui atteignent la matière seule, et que nous dénommons *lésions*.

2° Celles qui atteignent la matière plus la force, et que nous appelons *asthénies*.

3° Celles qui atteignent la matière plus la conscience ; ici nous dirons *hystérie*, maladie de la conscience ou la matière invisible est seule atteinte, rejetant dans la première classe, celles où il y a altération de la matière visible (pathologie cérébrale, aliénation).

Nous voici donc en présence de trois grands groupes pathologiques :

1° Les lésions (sous-entendu du corps visible).
2° Les asthénies (maladies de la force).
3° L'hystérie (conscience atteinte sans lésions visibles).

Toute personne malade rentre forcément dans une de ces trois classes ; on est lésionnaire, asthénique ou hystérique ; il n'existe aucune maladie qui soit en dehors de ce cadre.

A un premier degré, il n'y a qu'une ébauche de la maladie, qu'on appelle le tempérament morbide, à un second degré, le mal est franchement déclaré.

Disons d'abord quelques mots sur chacun de ces trois groupes, nous verrons ensuite les déductions à en tirer pour la suite de l'ouvrage.

Lésion.

Les lésions se présentent sous de nombreux aspects, pouvant atteindre tous les points de notre organisme, plus ou moins vulnérable suivant la nature de la cause. On aura une idée de leur variété, par leur classement ; voici celui que j'en ai donné dans mon livre *Maladie.*

1° Les dystrophies élémentaires primitives, ou autrement dit les altérations produites par des agents physiques ou chimiques : traumatismes, brûlures, froidures.

2° Les réactions nerveuses, c'est-à-dire les maladies du système nerveux (avec l'aliénation) et les troubles trophiques, vaso-moteurs, sécrétoires qui en dépendent.

3° Les toxi-infections qui comprennent trois classes :

a) Intoxications... Plomb-phosphore... etc. ;

b) Infections... Fièvre typhoïde... Tuberculose, etc.

c) Auto-intoxications... Urémie... Eclampsie, etc.

7

En somme toutes ces maladies, dont la complexité dans le détail devient très grande sont le résultat d'agents physiques, chimiques ou figurés, qui agissent sur nos tissus et organes, en y produisant des lésions très diverses, contre lesquelles sont appliquées les méthodes thérapeutiques préconisées par l'art médical.

Asthénie.

L'asthénie ou privation de force, résulte parfois des altérations du Kamanas, et aussi du corps, mais son foyer principal paraît être dans l'éthérique, qui est notre accumulateur de fluide vital, énergie ou prana.

Elle peut atteindre tous les éléments de notre être simultanément ou se localiser plus spécialement dans un domaine du système nerveux :

Cérébrasthénie ou affaiblissement du cerveau, avec difficulté des fonctions intellectuelles.

Myélasthénie, atteignant la moelle épinière, ou d'une façon générale l'axe cérébro-spinal, infériorisant les fonctions de la vie animale ou dé relation : muscles et sens.

Sympasthénie, envahissant le grand sympathique, qui régit la nutrition du corps physique, autrement dit la vie organique, et aboutissant par une pente insensible aux lésions des maladies dyscrasiques ou de la nutrition, tels : Rachitisme, diabète, goutte, chlorose, obésité, lymphatisme, arthritisme, etc...

Hystérie.

L'hystérie, tempérament ou maladie, est caractérisée par un trouble plus ou moins marqué de la conscience, conduisant à des illusions diverses, et au règne de la suggestion.

On ne trouve ici aucune lésion (du corps visible) ou si elles existent elles sont secondaires, c'est en cela que l'hystérie diffère des autres maladies (aliénation, maladies cérébrales) où la conscience est également atteinte.

Sa cause, est d'après l'étude que j'en ai faite dans mon livre *Maladie*, le déplacement de l'éthérique, qui interrompt plus ou moins les communications entre le cerveau et l'Ego.

Ce déplacement n'est qu'une simple mobilité anormale dans le tempérament hystérique, mais s'accentue à mesure que la maladie devient de plus en plus franche.

Le caractère de cette maladie est d'être essentiellement guérissable, quelques graves que paraissent les troubles qui en sont les conséquences.

Résumé.

D'après l'exposé qui précède, tout homme, malade, est *hystérique*, *asthénique*, ou *lésionnaire*, les trois pouvant d'ailleurs se combiner en proportions variables, mais il peut aussi être sain, normal.

Le normal est en quelque sorte celui qui a conservé sa virginité matérielle, qui n'a pas été atteint par le mal, dont non seulement le corps et l'éthérique mais aussi le Kamanas sont indemmes.

On peut se demander si pareil être existe, théoriquement oui, pratiquement c'est difficile à affirmer ; néanmoins s'il n'existe pas en réalité on peut s'en faire un idéal, et examiner comment cet être en possession complète de la santé peut arriver à la conserver.

Nous voici donc en présence de quatre classes :

1° Le normal qui fera l'objet du Chapitre IV.
2° L'hystérique   —   —   V.
3° L'asthénique   —   —   VI.
4° Le lésionnaire   —   —   VII.

Mais avant de clore le chapitre actuel, disons quelques mots indispensables sur l'étiologie, le diagnostic et la thérapeutique des maladies en général.

Étiologie.

Pour comprendre d'une façon générale ce que la médecine englobe sous le nom d'étiologie et de pathogénie, c'est-à-dire l'ensemble des causes des maladies avec la manière dont elles agissent, il n'est qu'à résumer en un coup d'œil d'ensemble ce qui a été dit en ce chapitre.

Toute maladie est une altération matérielle amenée pour les lésions du corps par des agents physiques, chimiques ou figurés, pour l'asthénie et l'hystérie par les diverses sources de dépression nerveuse. Toutefois ces diverses causes ne doivent être considérées que comme apparentes ou secondaires, et derrière elles il en est une primordiale et réelle, qui se résume en ce que la théosophie appelle Karma.

Nous avons dit que toute maladie naît dans le Kamanas, là se trouve sa cause réelle et primordiale, sa cause Karmique. Le Karma, qui pour les matérialistes est le hasard, pour les sceptiques, la chance, pour les Musulmans, le fatalisme, pour les chrétiens, l'ange gardien, et pour les spiritualistes en général, la justice immanente, règle notre destinée ; sans lui aucune maladie n'est possible. Mais quand par notre mauvaise activité nous avons créé en notre Kamanas, la source du mal, le processus se déclanche petit à petit, suivant les phases que nous avons décrites :

1° Phase du Kamanas. Stade de l'idée.

2° Phase de l'éthérique. Stade du terrain.

3° Phase du corps visible. Stade de la lésion.

Chacun de nous fera bien de ne pas l'oublier, et, à la première phase, s'il veut conserver la santé, de fermer au Kamanas l'accès de toute pensée de mal.

A la seconde phase, le terrain peut être modifié par la pratique du bien, et par une sage hygiène morale, combinée d'ailleurs avec l'hygiène physique.

A la troisième phase, on ne peut que favoriser les processus de la nature pour la réparation des dégâts et en employant à cet égard les divers moyens de traitement préconisés par la médecine actuelle.

Ces trois phases sont nettement déterminables dans plusieurs maladies lésionnaires, mais dans l'hystérie et l'asthénie, la phase du corps visible manque habituellement, la maladie siégeant surtout dans l'éthérique.

Diagnostic.

Quand une personne malade désire récupérer la santé, en suivant les principes énoncés dans cet ouvrage, son premier soin doit être d'établir nettement le diagnostic de son cas, et si elle ne peut le résoudre elle-même de le demander à un médecin compétent.

1° Déterminer le nom exact de la maladie, qu'elle attaque poumon, cœur, foie ou tout autre organe.

2° Définir sa nature, hystérique, asthénique ou lésionnaire, triple origine possible dans nombre de cas, ainsi que cela a été établi précédemment.

C'est en se basant sur ce diagnostic, qui doit aussi envisager les cas complexes, que chacun pourra résoudre le problème pour lui-même, et effectuer le traitement nécessaire, dont nous allons pour terminer résumer les éléments.

Traitement.

La maladie existe, épisode de notre évolution, dont il faut sortir pour rentrer dans la voie normale.

Comment s'y prendre, ou en d'autres termes quel est le remède.

La médecine actuelle nous offre sept groupes de traitements :

1° La chirurgie, qui par les opérations qu'elle pratique est une méthode puissante de guérison.

2° L'allopathie, qui modifie le cours des maladies par l'administration de doses massives de médicaments.

3° L'homéopathie, capable des mêmes résultats avec des doses infinitésimales.

4° Les vaccins, surtout préventifs, devenus sous l'impulsion de Pasteur, malgré les ligues contraires, une voie thérapeutique des plus fécondes.

5° La Physiothérapie (électricité, magnétisme, eau, lumière, air, etc), réussissant à réveiller les forces alanguies.

6° La Psycothérapie, soit laïque comme la pratiquent certains médecins, ou empiriques, soit religieuse comme la prêchent les divers clergés.

7° L'hygiène physique, morale, intellectuelle, ou ensemble de règles et précautions destinées à maintenir la santé dans la voie normale. Les diverses méthodes d'entraînement, de régime alimentaire, de suralimentation, etc., font partie de cette branche.

A l'hystérie est applicable la psycothérapie.

A l'asthénie..... la physiothérapie et l'hygiène.

A la lésion... conviennent, plus ou moins suivant les cas, chacune des diverses méthodes, parmi lesquelles le médecin devra faire un choix judicieux, d'autant plus difficile que la maladie devient plus complexe.

Le Traitement ne fera pas dans cet ouvrage l'objet d'un chapitre spécial ; on en trouvera les principes répartis un peu partout, où il sera nécessaire d'en parler, mais il était utile de résumer ici en une vue d'ensemble les diverses classes et moyens que la science possède pour conserver la santé, ou la rétablir quand elle est altérée.

Après ces considérations générales nous pouvons entrer dans l'étude du détail et aborder successivement l'examen des divers types énumérés dans ce chapitre, en commençant par celui de l'homme normal, objet du chapitre IV.

CHAPITRE IV

ÉTAT NORMAL

GÉNÉRALITÉS

« La matière est ce qui vibre — La force.. ce qui la fait vibrer — La conscience... ce qui perçoit la vibration [1]. »

En ceci se résume la vie, car vibrer c'est vivre.

L'excitation, d'où qu'elle vienne, est la cause de la vibration, et la vie... sa conséquence.

Tout vibre en nous... visible et invisible ; aucun coin de notre être ne saurait se soustraire à cette loi.

Vibration normale.

Il est, en quelque sorte, une amplitude normale de la vibration, qui peut être considérée comme le diapason physiologique de la santé, et qui varie, en certaines proportions pour chacun de nous.

1. Auvard. *Vie*, VI, 5.

Quand cette amplitude n'est pas atteinte, faute d'excitation, la vie est incomplète, la santé inférioisée ; un état maladif en résulte.

Quand elle est dépassée, la force devient insuffisante pour suffire aux besoins de l'organisme, l'excès contraire en est la conséquence, et il y a épuisement, état maladif antipode du précédent.

Excès ou manque de vibration, tels sont donc les deux écueils que nous devons éviter, si nous voulons rester bien portants.

Plaisir et Douleur.

L'excitation met en jeu le prana force ou fluide vital, dont l'abondance en nous donne plaisir et gaieté, tandis que son manque équivaut à douleur, tristesse.

Dans le premier état nous sommes $+$ [1], dans le second nous sommes $-$. Autant que possible il faut rester dans l'état $+$.

Dans l'état $+$ la tension musculaire et circulatoire est accentuée, et diminuée dans l'état contraire.

Le premier imprime au sujet une attitude d'extension, la personne se tient droite, la tête haute, les épaules rejetées en arrière, alors que le second amène l'attitude de flexion, le buste plié en avant, la tête basse, les paupières tombantes...

---

1. $+$ plus. — moins.

Au simple aspect d'une personne on peut donc reconnaître son état vibratoire.

Excitants.

Les agents qui produisent l'excitation, ou les excitants, peuvent être rangés en deux grandes classes :

les physiques,

les moraux.

Les physiques sont les substances qu'on ingère, ayant cette propriété spéciale (nourriture, alcool, café, thé, morphine, cocaïne... etc.) ou encore les agents comme l'électricité, la lumière, la chaleur, l'air, l'eau, etc...

Les moraux se résument dans la pensée, qu'elle soit simple, accompagnée de sentiment, ou aboutissant à l'action. Toute pensée n'est pas excitante, car certaines sont déprimantes ; excitant et déprimant, agréable et désagréable, tels sont ses deux aspects ainsi que ceux de ses dérivés, le sentiment et l'action.

A cet égard il n'est pas sans intérêt d'examiner isolément l'influence de la *pensée*, du *sentiment* et de *l'action*.

Pensée.

Le travail cérébral est une source d'excitation puissante pour l'activité de l'organisme.

Tout acte psychique stimule d'autant plus la vie organique qu'il exerce un effort plus marqué.

La tonicité musculaire augmente, quand on travaille cérébralement, pourvu qu'on ne dépasse pas la mesure de ses forces.

Toute activité d'un centre nerveux accentue notre tonicité générale, ou état vibratoire.

Action.

Il en est pareillement de l'action, qui agit par elle-même, mais aussi par l'effort cérébral qu'elle nécessite ; ainsi il suffit qu'une personne ait l'idée d'accomplir un mouvement ou un travail manuel, pour qu'il en résulte une augmentation de la tonicité musculaire, et par conséquent de l'activité organique en général.

La vue d'un acte quelconque provoque une induction psychomotrice [1], qui provoque la contagion de certains mouvements tels que le rire, le bâillement, la gaieté... etc.

La vie est en grande partie une imitation ; l'ambiance, les conversations, les lectures ont à cet égard grande importance, et toute idée d'action qui traverse notre cerveau, même sans exécution entretient notre tension organique.

Sentiment.

Les émotions, notamment la colère, le désir ardent, ont une influence énergique sur notre état vibratoire, et par là sur notre vie organique.

1. Tous ces faits bien étudiés par Féré ont été résumés par Levillain, dans son hygiène des gens nerveux.

Une mauvaise nouvelle, une discussion désagréable survenant au milieu du repas entravent la sécrétion salivaire et la digestion... alors qu'une bonne nouvelle et la gaieté des convives font bien digérer.

Les gens qui vivent dans la mélancolie et la tristesse ont une santé qui s'altère plus ou moins rapidement.

Moral et physique ont donc des relations intimes et pour ainsi dire ne font qu'un.

Sens.

Les excitations qui nous viennent des sens : vue, ouïe, goût, odorat, toucher, ont un double mode d'action, par la pensée qu'elles provoquent, et direcrectement par l'ébranlement causé à l'appareil sensoriel.

La vue, par exemple, peut nous exciter par toutes les idées agréables qu'elle fait naître en notre esprit, ou simplement par une action dynamogénique des couleurs, c'est ainsi que le rouge est très excitant, le vert et le jaune modérément, le bleu et le violet très peu.

Il en est de même pour les autres sens. En conséquence toute activité de nos sens, consciente ou non, c'est-à-dire avec ou sans intervention de la pensée, aboutit à un ébranlement général de notre organisme, qui exagère toute notre activité physiologique.

Loi.

La vibration est une nécessité absolue de la matière vivante ; elle dérive de l'excitation, et elle entretient notre vie organique ; *l'excitation doit donc en nous être proportionnée à notre pouvoir vibratoire ;* telle est la base de l'hygiène.

Budget.

Nous pouvons conclure que l'homme normal, s'il veut rester tel, doit dans sa vie physique, morale et intellectuelle, adopter une hygiène qui proportionne ses excitations à ses forces.

Il faut qu'il dispose sa vie pour vibrer suffisamment mais sans excès ; trop ou pas assez sont le double écueil qu'il doit éviter.

Mais avant d'aborder le détail de cette hygiène, il importe de montrer que cet homme, tout en restant normal est très différent suivant son degré d'évolution, car les règles que nous tracerons ne pourront être efficaces et bien comprises, que si on tient compte de ce point, synonyme de tempérament (normal et non morbide) et que je résumerai par les deux expressions : *Marmoréen* et *Sensitif.*

Du Marmoréen au Sensitif.

Par marmoréen j'entends l'homme de marbre que rien n'émeut, rien n'ébranle, qui résiste comme un roc à toutes les tempêtes, alors que le sensitif est exactement son opposé. Le marmoréen est celui qui ne vibre pas assez et le sensitif celui qui vibre trop. En général ce pouvoir vibratoire augmente avec l'évolution. Le tempérament de l'homme primitif est marmoréen ; son système nerveux grossier, incomplet le laisse indifférent à tout un monde que connaît le sensitif, et qui fait son bonheur ou son malheur, suivant sa façon de l'utiliser. Le sensitif est un être essentiellement normal, mais, par le fait même de son pouvoir vibratoire, très sujet à devenir malade ; comme les mécanismes délicats et compliqués il se détraque facilement. C'est justement pour empêcher ce détraquement, que je tracerai dans ce chapitre l'hygiène qui lui convient. Entre le marmoréen et le sensitif typiques, il est une série d'intermédiaires, qui constituent pour ainsi dire les divers échelons d'une même échelle, mais il me suffira ici d'adopter pour être clair ces deux types extrêmes, tout en m'occupant surtout du sensitif, l'homme évolué, qui présente à cet égard l'intérêt principal.

DIVISIONS

Après ces quelques explications préliminaires, nous pouvons aborder les détails :

de l'hygiène physique
de l'hygiène morale } de l'homme normal
de l'hygiène intellectuelle

que je terminerai par quelques considérations sur l'éducation pratique.

Ces trois hygiènes, qu'on sépare pour la commodité de l'exposé, s'interpénètrent d'ailleurs, et en réalité ne font qu'un bloc, ainsi qu'on pourra s'en assurer à la lecture de ce chapitre.

1° Hygiène physique

Le côté objectif de cette hygiène, air, eau, lumière, habitation, vêtement, alimentation, a été traité au chapitre Ier, avec quelques incursions nécessaires chemin faisant dans le domaine subjectif, je ne reviendrai pas ici sur ces diverses questions, me contentant d'examiner les points principaux de l'hygiène subjective, c'est-à-dire : Activité — Travail — Exercice — Repos — Distraction — Propreté — Sexualité — je terminerai par un coup d'œil sur l'influence du moral à l'égard du physique, sans perdre de vue que l'homme normal doit pour son hygiène proportionner son activité à ses forces ; cette équation est la base de l'équilibre.

Activité.

Savoir, aimer, agir, sont les trois aspects de l'homme, mental, astral et physique ; le mental fournit les éléments, l'astral entraîne la décision, le physique exécute. Notre activité pour être complète et fertile doit réunir ces trois aspects, car sans l'action le bien-fondé de nos pensées et sentiments ne saurait être prouvé. L'action, qui se confond avec ce que la théosophie appelle Karma, est la pierre de touche de notre valeur, de notre mentalité, et c'est grâce aux résultats qu'elle nous fournit que nous pouvons la modifier en bien, par conséquent évoluer. Ceux qui se confinent dans l'imagination, comme certains poètes et romanciers, ou qui critiquent sans agir comme les dilettanti restent des êtres incomplets. Pour agir, s'habituer à la décision, au courage, à l'adresse, à la rapidité, à l'exactitude, à préciser son but... enfin à cet ensemble de qualités qu'on englobe sous le nom de *volonté*. Il ne faut pas être *impulsif*, c'est-à-dire aller à la hâte et sans réflexion, mais il est encore plus important de ne pas devenir *aboulique*, qui en est l'opposé ; un juste milieu est nécessaire et constitue la sagesse ; on y arrive par l'éducation.

Quelle que soit l'orientation de notre activité, visons toujours le but pratique. — Avec le minimum de dépenses, efforçons-nous d'arriver au maximum de résultats. — Simplifions afin d'éviter la fatigue le plus possible, car partout où elle pénètre, l'insuccès met un pied. — Ce que nous pouvons faire en deux heures ne doit jamais en demander trois. — Que nous nous occupions de métaphysique, de finances, de médecine, d'agriculture ou d'autre chose, apportons-y le même esprit pratique. — Notre vie est courte... apprenons à l'employer pour le mieux...

Travail.

Le travail est en nous la manifestation de l'activité ; en chaque être il y a un travail involontaire qui est celui de l'organisme, et un volontaire qui dépend de son contrôle ; le premier fait partie du subconscient, et le second, du conscient.

Le travail conscient comprend trois territoires :

Le physique — travail musculaire
L'astral — — émotionnel
Le mental — — intellectuel

Tous les êtres et par conséquent tous les humains doivent travailler ; la nature en créant la nécessité de se nourrir a imposé cette loi, à laquelle personne ne saurait se soustraire.

Chez l'homme le travail prend des aspects multiples en rapport avec son degré d'évolution, mais tous doivent s'y soumettre ; l'oisiveté est contre nature.

Pour être normal, le travail doit utiliser quotidiennement la somme de prana que nous avons à notre disposition, et qui représente notre budget vital, à répartir entre tous les éléments de notre être matétériel ; quand ce budget est dépassé, nous en sommes avertis par la fatigue, tocsin de l'économie en détresse, qu'il est sage d'écouter, si l'on ne veut tomber dans la maladie.

Donc travailler... suivant ses forces... telle est pour chacun de nous la Sagesse.

Exercice.

Par exercice, qui est une forme de travail, on entend en général l'activité musculaire sous tous ses aspects, soit dans un but utile comme celui de l'ouvrier, soit dans un but de distraction comme les sports ; le résultat physique est le même dans les deux cas, bien que le résultat moral soit différent. Je l'envisage ici à part, non comme le but essentiel de la vie, mais comme un dérivatif pour les intellectuels, et pour fixer dans quelle mesure il est necessaire à leur santé.

L'exercice est salutaire aux travailleurs d'esprit, toutefois l'important, c'est que nous dépensions, sans la dépasser la quantité de prana ou d'énergie, que nous avons à notre disposition et qui varie avec chacun de nous ; si cette dépense reste inférieure à notre budget, nous tombons dans l'indolence, la paresse souvent l'hystérie et nous nous inférorisons ; si cette dépense est supérieure à notre budget, elle devient le surmenage, c'est-à-dire l'asthénie. L'hystérie et l'asthénie sont donc en quelque sorte les deux écueils, Charybde et Scylla, qu'il nous faut éviter dans notre navigation vitale. Or l'exercice n'est bon, pour celui qui a une carrière intellectuelle, que s'il vient compléter nos dépenses normales d'énergie sans les dépasser, sinon il est mauvais ; mais on peut vivre bien portant avec un exercice minime.

Les tempéraments Rajasiques, comme Napoléon demandent une vie mouvementée, sans quoi ils deviennent nerveux par surcharge de force. — Les Tamasiques, les paresseux ont au contraire besoin d'une vie calme sinon ils sont nerveux par manque. Les Sattviques, d'une façon générale les spirituels, ou qui s'en approchent, par nature, proportionnent leur activité à leur force et vivent dans un parfait équilibre.

En résumé il faut varier son activité le plus possible en la répartissant sur les trois domaines physique, astral et mental, mais ne jamais aller au delà de son budget.

Repos.

Il y a deux sortes de repos ; l'éveillé et l'endormi.

Le repos éveillé, autrement dit l'inaction, que connaissent les animaux, existe souvent chez l'homme primitif, mais il est rare chez le civilisé, que l'éducation a habitué au travail ; le cerveau chez lui a besoin d'une activité quelconque, sinon il engendre l'ennui. Il est cependant nécessaire en certains cas, surtout chez les fatigables, qui devront s'y plier par intervalle s'ils ne veulent pas tomber malades.

Quant au sommeil la moyenne généralement admise est :

> 9 heures pour l'enfant
> 8   —   —   l'adulte
> 7   —   —   le vieillard

Mais l'enfant a souvent besoin de plus de neuf heures, et le vieillard moins de sept heures. Quant à l'adulte il y a de grandes variations individuelles.

Pour l'adulte le principe des *trois huit*, c'est-à-dire :

8 heures de sommeil
8 — travail
8 — loisirs

est bon d'une façon générale, et peut servir de base pour fixer l'horaire quotidien ;

Le sommeil d'un bloc occupera suivant la saison partie ou totalité de la nuit, mais pendant les chaleurs, il pourra être scindé en deux, c'est-à-dire une heure environ étant réservée pour une sieste dans le milieu de la journée. Le travail sera réparti en 2 ou 3 reprises suivant la profession, et coupé par les heures de loisir.

Les loisirs comprendront l'alimentation, et autres soins hygiéniques, ainsi que les distractions.

Santé, travail, repos..... forment une trilogie inséparable, dont les deux derniers termes doivent être soumis au premier, car la santé domine le tout, elle est l'homme même, qui sans elle se déprécie plus ou moins.

Telles sont les bases générales de l'hygiène quotidienne, dont chacun fixera les détails suivant sa carrière, sa situation sociale, son tempérament et sa santé, mais bien se pénétrer de l'idée qu'un repos fréquent et intermittent est nécessaire ; si le cœur peut fonctionner toute la vie, c'est qu'il se repose après chaque contraction..... imitons-le.

Distraction.

Se distraire est changer d'occupation ; notre organisme se lasse relativement assez vite à la même tâche, mais quand on la varie, il peut fournir sans fatigue un travail beaucoup plus considérable. Ceci tient vraisemblablement à ce que chaque genre de travail dépend d'une partie différente du cerveau, et en modifiant son activité on fait comme le cocher qui va relayer, c'est-à-dire changer d'attelage ; on attelle au travail une autre partie de ses centres nerveux. Ce n'est pas seulement le cerveau qui s'en trouve bien, mais tout notre être ; si après avoir exercé pendant toute la matinée notre mental, nous faisons travailler nos muscles : mental jouit de son repos et muscles de leur activité, ou réciproquement. A chacun de nous, suivant sa situation sociale, à savoir régler son activité dans ses différents territoires physique, astral et mental.

Sans vouloir ici aborder les nombreux aspects de la vie, nous dirons que l'intellectuel par exemple doit avoir trois activités principales : en premier lieu la science qui correspond à sa carrière et qui doit absorber le principal de son temps,... en second lieu la morale, religieuse ou philosophique, propre à le guider à travers les péripéties de l'existence,... en troisième lieu enfin, une distraction, sport, science, art, ou milieu familial ;... mais ceci n'est qu'un exemple, et chacun, sur ces idées générales comme base, aura à régler la question pour lui-même, suivant les nombreuses conditions qui entrent en jeu dans chaque cas particulier.

Toutefois ne jamais dépasser le budget de ses forces, sans quoi on tombe dans la maladie.

Propreté.

La propreté a trois buts principaux :

1° Nous débarrasser, surtout quant à la peau, de tous les détritus de la vie, qui nous encombrent et gênent notre fonctionnement normal ;

2° Eloigner de nous les germes morbides, qui cherchent constamment un gîte favorable à leur développement, et qui deviennent les principaux agents des maladies ;

3° Nous donner une sensation de confort physique, qui équivaut dans son domaine à ce qu'est la pureté au moral ; c'est la même vertu sur deux plans différents.

La propreté comprend :

1° des lavages périodiques de toutes les parties accessibles de notre personne, nettoyage de la peau, des mains, de la bouche, etc. ;

2° le bon entretien, et le change suffisamment fréquent de nos divers vêtements, surtout de ceux qui sont au contact de la peau ;

3° la saine éducation du geste, qui consiste, par

exemple, à ne pas faire du baiser un acte courant et quasi indifférent, et des mains un véhicule pour toutes les impuretés que nous touchons.

La propreté, qui petit à petit a remplacé l'antisepsie dans la plupart des domaines médicaux, est un des points les plus importants de l'éducation physique, et on ne saurait trop la recommander, sans exagération ni manie cependant, à tous ceux qui désirent conserver la santé.

Sexualité.

La Sexualité est la fonction normale de reproduction, qui, comme toutes les fonctions, devrait évoluer d'une façon physiologique.

Dans l'espèce humaine, elle doit commencer au mariage, qui en marque l'heure officielle et propice, et dont le moment de choix serait quelque temps après la puberté, alors que le développement de l'homme et de la femme sont suffisants.

Malheureusement la grivoiserie d'une part, et les questions pécuniaires d'autre part, vicient considérablement cette fonction naturelle, et la dénaturent profondément au grand dommage de la société et des individus.

La grivoiserie est le vice qui consiste à ne voir dans la sexualité que le côté plaisir ; elle est à cette fonction ce qu'est la gourmandise à la nutrition ; le gourmand ne se met à table que pour jouir, et le grivois n'envisage la sexualité que pour s'amuser.

La question pécuniaire introduit dans le mariage des éléments contraires aux sentiments naturels et retarde notamment son heure, surtout chez l'homme, dont on exige une position faite ; ce retard que la nature n'accepte pas volontiers, amène le libertinage.

Grivoiserie et question pécuniaire sont les deux gros écueils de la sexualité à l'époque actuelle, écueils que la société doit s'efforcer de corriger et de supprimer autant que possible.

Afin de parer à ces écueils les parents agiront sagement en instruisant les enfants, au moment où ils le jugent propice, sur les dangers de la sexualité, en dehors de la légalité ; ils peuvent charger un médecin compétent de le faire.

Ils exposeront surtout au garçon le danger des maladies contagieuses, syphilis et autres, comme de tous les autres contages, maladies qui retentissent sur toute l'existence.

Ils feront comprendre aux deux sexes, avec les différences qui les séparent à cet égard, l'immoralité, le danger et les embarras de la procréation d'un enfant ; une jeune fille à laquelle on est obligé de laisser une certaine liberté, doit être soigneusement éclairée sur cette question qu'elle ignore souvent, ou n'entrevoit que vaguement.

Le danger de ces initiations est de prématurer l'appétit sexuel dans certains cas, mais mieux vaut cet écueil, que celui de ne pas prémunir contre le péril résultant de l'ignorance.

Il y a là toute une question d'éducation, dans laquelle il faut tout le tact des parents, et la connaissance du tempérament de l'enfant, car cette initiation doit varier essentiellement suivant les sujets ; aucun livre ne saurait y suppléer, et en réalité aucun n'a été, à ma connaissance, écrit dans ce but.

Vers le moral.

L'état d'esprit a une grosse influence sur le physique, d'autant plus marquée que la personne est plus sensible, plus impressionnable, c'est ainsi qu'une émotion peut causer une syncope, arrêter la digestion, et produire des troubles divers dans notre organisme ; il en est de même de la colère, de l'inquiétude et de tous les désirs ou passions violentes. Le sensitif ne vit bien portant et ne se sent heureux qu'au milieu des pensées sympathiques, les antipathiques le sidèrent et lui enlèvent tous ses moyens, aussi son principal souci est que tout le monde soit content autour de lui, et il ne l'est lui-même qu'à cette condition. Quand vous rencontrerez une personne s'informant constamment, si les autres sont satisfaits de lui et de sa façon d'agir, vous pouvez en déduire qu'il est un sensitif, sans que d'autres renseignements soient nécessaires pour cette conclusion. Ceci nous montre que dans l'hygiène physique, le moral a une importance de premier ordre, conformément à ce qui a été dit au chapitre II sur l'éducation, et doit nous inciter à connaître l'hygiène morale, donc nous allons maintenant aborder l'étude.

2° Hygiène morale

Sentiment.

Chaque fois qu'une pensée naît en nous, le sentiment la colore, constituant par son infinie variété toute une gamme qui va de la haine à l'amour, désagréable et repoussant dans le premier cas, au contraire agréable et attirant dans le second.

Il est la base de notre activité.

Nous naissons avec nos sentiments, résultat des vies antérieures, mais grâce à l'expérience de la vie nous les modifions constamment, et c'est par cette transformation continue que nous évoluons.

Le sentiment est donc en un perpétuel devenir, guidé par la pensée et l'expérience qui résulte de l'action ; à chacun de nous à savoir l'éduquer dans le bon sens, et tout l'ouvrage actuel est destiné à cette éducation.

Caractère.

Le caractère est la résultante de nos pensées, sentiments et volitions ou actions ; suivant la prédominance de l'un ou de l'autre on distingue les intellectuels, les sentimentaux et les volontaires.

Dans cette trinité c'est le sentiment qui joue le rôle principal, et de même que nous pouvons le modifier par l'éducation, de même nous pouvons transformer notre caractère ; cette transformation est d'ailleurs la marque de l'évolution.

Sincérité, courage, fidélité sont les trois vertus principales que nous devons nous efforcer d'atteindre, et l'épreuve de la vie nous démontrera, après nombre d'expériences, qu'elles sont la meilleure base de notre bonheur, pourvu qu'elles soient secondées par un développement suffisant de notre être.

Patience, constance et travail sont indispensables pour les conquérir, et toute notre vie est faite pour cette conquête, ne le perdons jamais de vue.

Morale.

L'étude du sentiment nous a conduit à celle du caractère, qui lui-même en se généralisant devient la morale, c'est-à-dire l'ensemble des principes qui dirigent nos mœurs.

Les peuples primitifs ont la morale du talion [de talis tel] « vie pour vie, dent pour dent, œil pour œil... etc. », qui repose sur le principe « ne fais pas à autrui ce que tu ne voudrais pas qu'on te fît » complété ultérieurement par : « Fais à autrui ce que tu voudrais qu'on te fît.

La Grèce antique avait l'Epicurisme et le Stoïcisme. Epicure évoluait l'homme par la pratique du plaisir sagement conduite, tandis que Zénon, le fondateur du stoïcisme, entraînait ses disciples à la vertu, et à la domination des passions, disant que « le sage doit habiter une maison de verre », c'est-à-dire qu'il ne doit avoir rien de caché pour autrui.

Aujourd'hui la morale se divise également en deux camps, étiquetés religieux et laïque ; l'un prend pour base la religion, c'est-à-dire la révélation, l'autre s'appuie sur la conscience, tabernacle où réside la notion du bien et du mal.

Au fond il y a identité, car

la révélation... c'est Dieu en dehors de nous

la conscience..   —   en dedans de nous.

Il faudrait bien peu de choses pour unifier ces deux camps, mais la morale religieuse relève du clergé, alors que la laïque dépend du gouvernement ; le conflit en réalité est entre le clergé et le gouvernement et ne s'apaisera que lorsque la concorde régnera entre ces deux pouvoirs directeurs ; la morale évoluiste [1] qui est religieuse a l'avantage d'être indépendante de tout clergé.

Choisissez celle qui vous plaira mais il faut une morale, impossible dans la vie de suivre la voie droite sans cette tutelle, que nous allons compléter en examinant maintenant les questions de la famille — de la politesse — de l'honnêteté — de la fraternité — avec courte mention pour terminer sur la politique.

1. V. *Évoluisme*, Auvard-Schultz, 1914, et *Doctrine évoluiste*, Auvard, 1920.

Famille.

La morale sociale repose sur la famille, qui elle-même a pour base le mariage. Tout mariage doit être légal, sans quoi nous retournons vers l'animalité ; l'intervention de la loi est d'ailleurs indispensable pour assurer le sort des enfants. Sauf exception l'éducation physique et sentimentale doit être confiée à la mère, et l'intellectuelle au père, surtout pour les garçons ; d'ailleurs à partir d'un certain âge les établissements spéciaux deviennent nécessaires. Si le père et la mère sont indignes d'élever leurs enfants, la société a le droit d'intervenir pour régler la question au mieux. Le mariage religieux n'est pas indispensable ; il est question de croyance, toutefois ceux qui s'aventurent dans une union légale, comme d'ailleurs dans la vie sans un appui religieux, s'exposent à plus de périls, et la femme surtout qui n'a pas cette base de fidélité conjugale, sera inférioriée pour surmonter les obstacles de sa route. L'enfant est dans le mariage une première condition pour assurer le bonheur, et la religion en est la seconde. Le divorce doit toujours être considéré comme une solution néfaste qu'il faut s'efforcer d'éviter. Quand l'éducation sera meilleure, et quand les questions d'intérêt seront réléguées au second plan, le mariage assurera le bonheur beaucoup plus sûrement qu'il ne le fait à l'époque actuelle.

Politesse.

La politesse est à l'esprit
Ce que la grâce est au visage

a dit Voltaire... A chacun de nous suivant son tempérament et son idéal de la vie, à fixer pour lui-même le degré de politesse auquel il désire se plier. Il est certain qu'il y a des gens peu polis qui ont beaucoup de valeur, et par contre d'autres d'une grande politesse qui ne valent pas grand chose... Mais d'une façon générale parmi les mille aspects que présente chacun de nous, la politesse ne peut qu'embellir les autres qualités et les faire valoir.

Honnêteté.

La politesse est le respect de la sensibilité d'autrui, de même que l'honnêteté est le respect de sa propriété. Tout le monde est d'accord pour reconnaître que l'honnêteté est indispensable à une société évoluée, mais les opinions ne sont pas aussi unanimes sur la question de la politesse. Il est certain que la politesse est plutôt une qualité de surface, et l'honnêteté une qualité de fond, mais comme l'une n'exclut pas l'autre, acquérir les deux doit être l'ambition de chacun.

Fraternité.

Quand vous êtes en présence d'une détresse, inclinez-vous devant la loi, et répétez-vous que tout est juste, mais ce n'est pas une raison pour ne pas secourir la victime. Votre Dharma est de l'aider, de lui porter assistance par tous les moyens en votre pouvoir, et si vous ne le faites pas, vous vous préparez, par une juste punition, à entrer dans la même voie. Soyez méfiant envers cette personne, car elle a certainement des défauts, dont vous ne vous apercevrez pas tout d'abord, mais qui sont la cause de son état actuel. Ces défauts vous les avez eus autrefois, peut-être n'en êtes-vous pas encore débarrassé... Chacun doit évoluer vers la perfection. Aidez les autres à évoluer comme vous l'avez été vous-même. Aider non seulement vous créera un bon Karma, mais vous apprendra beaucoup de choses utiles, indispensables à votre propre perfectionnement. C'est dans ces aspects multiples, créés par la vie autour de nous, que se trouvent les principales sources d'évolution, partant du bonheur... ne les négligeons pas.

Gardons en mémoire les principes de Sénèque :

« Vivez avec votre inférieur, comme vous voudriez que votre supérieur vécut avec vous. »

« Il faut que vous viviez pour autrui, si vous voulez vivre pour vous-même. »

« Le sage dans les incommodités de la vieillesse, ne considère la vie que pour l'amour de ceux auxquels il peut encore être utile. »

Conclusion. — Nous sommes une machine qui ne fonctionne bien qu'avec l'altruisme pour moteur — l'égoïsme la détraque.

Politique.

Dans toute cette hygiène morale il n'a été question que de la science des devoirs, mais à côté d'elle il est la science des droits qui en constitue la contre-partie, et qui se résume dans la politique. Tout citoyen est appelé à s'y intéresser d'une façon plus ou moins active suivant sa situation sociale ; votre opinion doit être formée à cet égard, et votre devoir est de la défendre, surtout à l'époque actuelle ou l'individualité se déchaîne à outrance ; les âmes élevées montreront par l'exemple et la parole que l'égoïsme ne doit pas être la loi de la société, mais qu'il faut faire une part croissante à l'altruisme. Inspirez-vous de l'évoluisme, et votre point d'appui sera bon pour faire œuvre utile.

3° HYGIÈNE INTELLECTUELLE

Comment former notre esprit ?

La théosophie va nous l'enseigner, en nous expliquant le procédé, employé par la nature. Quand nous passons d'une vie dans la suivante, la mémoire disparaît, mais nos facultés se développent. Si par exemple nous avons été mathématicien en une vie, en renaissant nous ignorons toutes les opérations et raisonnements de l'arithmétique, mais nous les apprenons avec une facilité d'autant plus grande que nous sommes plus évolués. Si nous avons été grand musicien, en quelques leçons nous pouvons, dès notre enfance, comme Mozart, devenir un virtuose. Cherchons donc à imiter la nature, car c'est elle qui nous régit, et efforçons-nous pour progresser, non de développer notre mémoire, mais notre faculté de comprendre et de raisonner, dont la mémoire ne doit être que l'adjuvant. Meubler l'esprit est bien, mais à la seule condition que ces meubles soient utiles, et amènent l'intellect au pouvoir supérieur, capable de surmonter les difficultés de l'existence. Toutes les méthodes d'éducation qui tendent à transformer l'enfant en un simple perroquet sont mauvaises ; elles doivent en faire un homme, à ce titre seulement elles mériteront le nom « d'humanités » qu'on leur donne volontiers. En conséquence, tout en étudiant, tâchez toujours de résumer ce que vous apprenez en « idées directrices » aptes à vous guider dans la vie. Comprenez que cette vie est un problème à résoudre, et que sa solution dépendra de tous vos efforts partiels. Tracez-vous le plus possible un but net, fixez la carrière que vous choisissez, et travaillez en naviguant vers ce port à atteindre.

Carrière.

Tout homme doit avoir une carrière, et de même la femme qui ne se voue pas à la maternité ; mais par elle-même la maternité est une carrière suffi-

sante, la mieux adaptée au tempérament féminin.
Mener la vie d'oisif ou d'amateur, alors que la fortune le permet, est contre nature ; la fortune en
pareil cas devient la pire des calamités. Le choix
dépend de la famille, des protecteurs, de l'éducation,
de la santé, des événements, et de nombreuses circonstances fortuites; il dépend anssi en certains cas
de la vocation qu'on sent en soi (résultat des vies
précédentes) et qui pousse impérieusement en une
direction. Toute carrière est bonne, pourvu qu'on s'y
adonne avec entrain, qu'on en fasse en quelque sorte
l'idéal de sa vie, et qu'on y déploie de la façon la
plus altruiste possible toutes les qualités dont on
est susceptible. Il faut l'envisager moins comme une
satisfaction de la vanité personnelle et de l'ambition, que comme une école ou notre être fournit le
maximum à son évolution ; il est vrai que les deux
se concilient souvent. C'est dans l'accomplissement
de cette tâche qu'on peut juger l'homme, et de
même dans la manière de l'accomplir que se génère
le bon ou le mauvais Karma.

Méditez.

Méditer est faire le recensement des pensées nou-
vellement acquises, en les comparant aux anciennes
pour en tirer des conclusions, c'est-à-dire des idées
directrices. C'est une sorte de fermentation mentale,
qui nous modifie sans cesse et nous évolue. Les bons

esprits savent méditer, et cette habitude leur assure rapidement une supériorité sur les autres.

D'une façon générale on cause et on lit beaucoup trop aux dépens de la méditation ; pour la nutrition, on reste moins d'une heure à table, et on digère pendant six heures environ, soit une heure d'acquisition, pour six heures d'assimilation, il devrait à peu près en être de même pour le travail mental, pour une heure de conversation ou de lecture sérieuse, on devrait méditer sinon pendant six heures au moins pendant trois, c'est-à-dire passer trois fois plus de temps à la méditation, qu'à l'acquisition de nouvelles pensées.

Cette méditation naturellement peut être aidée par toutes les notes qui évoquent les souvenirs, la recherche dans les dictionnaires ou livres habituels ; elle consiste en un mot à prendre une idée nouvelle, et à l'adapter à celles qu'on possède déjà, afin d'arriver à une conclusion, qui servira de base pour aller plus loin.

Telle est la manière que chacun de nous doit adopter s'il veut faire des progrès méthodiques et sûrs, dans la formation de son jugement et de son esprit ; ne pas se plier à cette discipline est gaspiller une bonne partie de son temps et de ses forces.

Contrôlez.

La généralité des humains est assez paresseuse d'esprit et accepte les opinions toutes faites, émises par un maître... un livre... un journal... Il est certain qu'on ne peut tout vérifier par soi-même ; force est de se limiter à un petit coin de connaissances, et avoir confiance aux compétences pour ce qui n'est pas de son domaine. Mais, sauf dans les sciences abstraites, l'homme doit se tenir constamment sur ses gardes et se dire que la vérité de demain sera différente de celle d'aujourd'hui, de même que celle d'aujourd'hui n'est plus celle d'hier. Cette loi constitue l'évoluisme de la science et s'applique à toutes, sauf aux abstraites. Notre mentalité... soit individuelle, soit collective, est dans un perpétuel devenir. Ne soyez pas sceptique pour cela, ne dites pas qu'il est impossible de connaître la vérité, mais qu'elle présente constamment de nouveaux aspects auxquels il faut s'adapter.

Tel est le contrôle évoluiste que chacun doit établir au seuil de sa mentalité, en essayant toujours par l'observation des faits de s'approcher de la vérité le plus près possible.

Choisissez une des trois voies de l'esprit.

D'une façon générale on appelle : *esprit rationnel* celui qui étudie les causes secondes ou immédiates des phénomènes, *et esprit mystique*, celui qui remonte à la cause première. Le savant marche par le premier, et le religieux par le second ; le plus souvent on est l'un ou l'autre, mais on peut être à la fois l'un et l'autre, Pasteur en est un exemple, car tout en étant un esprit rationnel de premier ordre, il était religieux. Il y a en outre *l'esprit littéraire*, qui délaissant l'étude des causes ne s'occupe guère que de l'éducation du sentiment.

Esprits mystique, rationnel et littéraire sont actuellement nos trois formes spéciales d'éducation, non exclusives, mais prédominant l'une sur l'autre, la première réservée aux institutions religieuses, les deux autres constituant le côté science et le côté littéraire des établissements scolaires.

Chacune a du bon, à la condition d'être conduite par des maîtres expérimentés, dirigeant l'élève suivant la voie qui lui convient, et lui montrant que la religion, le sentiment et la science, ne sont pas des ennemis, mais des amis qui convergent vers le même but.

Grâce à la théosophie, qui est à la fois religion, sentiment, science, cet accord pourra s'établir ; elle devient en quelque sorte la synthèse de nos diverses voies et en explique l'unité ; il est à souhaiter qu'elle s'infiltre le plus promptement possible dans toutes nos branches d'éducation.

Affrontez la pratique.

Si l'on veut bien former son esprit, c'est-à-dire le mouler sur la vérité, il ne suffit pas d'apprendre les choses théoriquement, mais il faut les essayer pratiquement. En d'autres termes la théorie n'est bonne que complétée par la pratique; nul ne peut en parler plus sciemment qu'un médecin. Combien de théories médicales ont été émises par des maîtres, et d'abord acceptées par des élèves dociles, qui ensuite ont été reconnues erronées. Dans toutes les sciences d'observation il en est plus ou moins de même; apprenez la théorie, mais réservez votre jugement après l'expérience pratique. Par la pratique non seulement votre jugement se formera, mais votre esprit se développera, et vous deviendrez rapidement supérieur à ceux qui ne savent pas observer.

Soyez psychologue.

Etudiez, d'une façon discrète et fine, l'esprit des autres, de manière à connaître les hommes en général, et en particulier ceux avec lesquels vous devez vivre, afin de vous créer des relations agréables.

La psychologie vous conduit à la diplomatie, soit de carrière, soit simplement de société, et c'est cette dernière que j'ai surtout en vue ici, car elle vous est nécessaire dans la vie, pour répandre le bonheur en vous et autour de vous.

Ne transigez pas avec votre conscience, qui doit toujours rester reine au fond de vous-même, mais apprenez à conduire les hommes au mieux de l'intérêt général, et en vous adaptant à leur mentalité.

Soyez adroit.

L'adresse, cousine de la diplomatie, consiste à bien agir. L'important dans la vie n'est pas d'agir beaucoup, mais d'exécuter habilement ce qu'on a à faire.

L'homme adroit en général agit peu et n'est jamais pressé, parce qu'il sait faire en quelques minutes ce que d'autres mettent des heures à accomplir.

L'adresse en conversation consiste à dire exactement ce qui est nécessaire et pas un mot de plus. Combien malheureusement causent pour ne rien dire, ou pour dévoiler des choses qu'il vaudrait mieux taire.

Quel est le secret pour devenir adroit ? le même que pour devenir forgeron : « pour être bon forgeron il faut forger longtemps. »

« Afin de devenir adroit il faut s'y exercer longtemps » ; et la conquête de l'adresse, comme toute éducation d'ailleurs, pour être complète, exige plusieurs existences.

SYNTHÈSE

Tout ce qui a été dit dans ce chapitre sur l'hygiène physique, morale et intellectuelle de l'homme normal, se résume en la question de l'éducation pratique. Au chapitre II nous avons vu la théorie de l'éducation, ici nous avons affaire à la pratique.

Trois phases sont à considérer :

La première appartient aux parents, qui doivent élever les enfants qu'ils ont engendrés (phase familiale).

La seconde relève des établissements scolaires, qui prennent l'enfant au sortir de la famille jusqu'à son émancipation (phase scolaire).

La troisième n'est autre que la vie sociale, à laquelle l'âge adulte nous conduit, et qui à travers les étapes successives se terminera à la mort (phase sociale).

La phase sociale est, sauf mort prématurée, la plus importante ; la vie est notre grande éducatrice ; en elle se trouvent tous les éléments de notre Karma, bonheur et malheur ; à travers les existences successives nous nous approchons, par l'expérience, de plus en plus près de la vérité, jusqu'à ce que nous l'atteignons complètement dans la spiritualité.

Mais les deux phases qui la précèdent, sont loin d'être à négliger, car bien que notre enfance soit la continuation d'une vie antérieure, nous sommes dans cette période particulièrement malléables, et l'empreinte qui nous aura été donnée se réflètera dans toute notre manière d'être.

L'empreinte scolaire résultera de l'établissement qui aura été choisi, et à cet égard chaque famille décide à son gré, conformément à ses opinions.

L'empreinte familiale, bien que la première et souvent la plus courte, est ordinairement la plus forte et durable, et c'est elle qui en général laisse en chacun de nous les profonds, doux et chers souvenirs.

Qu'un père et une mère, alors qu'ils ont à élever leurs enfants, se rappellent leurs propres débuts, et qu'ils soient avec leurs descendants ce qu'ils auraient voulu que leurs parents aient été pour eux-mêmes. Le père, sévère et ferme, exigeant qu'on marche dans la voie droite, dont il donne l'exemple, ne transigeant pas avec les principes de la morale... en un mot se substituant à une conscience... encore dans les limbes. La mère, tendre et douce, recevant les confidences de son enfant, calmant ses premiers chagrins, l'aidant à surmonter les difficultés, que la maladresse et l'inexpérience accumulent sur son chemin... émue lorsqu'il pleure, gaie quand il rit, presqu'une camarade pour ce petit être, qui sans elle se sentirait si seul... ayant cependant la fermeté suffisante pour ne pas se plier à ses caprices, et le maintenir dans le bon chemin, avec une main si douce, qu'on en sent à peine la pression.

Le père éduque avec son intelligence, et la mère avec son cœur, pas exclusivement mais d'une façon prépondérante ; et en même temps que les enfants ils s'éduquent eux-mêmes, car est-il une meilleure manière d'apprendre que celle d'enseigner ?

Que le féminisme s'imprègne de ce spectacle familial, et il trouvera bien mesquines toutes ses revendications, qui n'aboutissent en somme qu'à une inversion sexuelle.

Les vieux et classiques principes qui régissent nos sociétés ne sont peut-être pas parfaits, mais ils pèchent surtout parce qu'on les applique mal, ce n'est pas eux qui sont en fautes, mais nous-même, tâchons de nous corriger... c'est ce qu'il y a de mieux à faire.

C'est dans cet état d'esprit que je voudrais laisser le lecteur en terminant ce chapitre sur l'hygiène de l'homme normal, qui est l'essence même de l'édution dans son acception la plus large et étendue.

CHAPITRE V

HYSTÉRIE

Hystérie... est-il une maladie qui ait défrayé davantage la chronique du martyre et du crime, de l'héroïsme et de la lâcheté, des salons et de l'hôpital, de l'alcôve et du tribunal !... partout on la trouve avec les aspects les plus divers, se dissimulant sous les masques les plus variés, tantôt du merveilleux, tantôt de l'épouvantable, tantôt de l'aimable...

Ses aspects.

Ici elle s'appelle la mythomanie, c'est-à-dire l'ambition de devenir un mythe, un personnage de légende, qui étonne par ses exploits, à l'instar de Cartouche et de Mandrin.

Là elle constitue la bande du crime, ainsi que Bonnot et ses associés nous en ont donné un récent exemple.

A l'hôpital elle devient la grande magicienne qui captive les savants étonnés, comme autrefois dans le service de Charcot.

Dans les salons elle prend la figure du charme, de
l'intrigue, de la ruse et de la diplomatie, qui pas-
sionne tout un monde, le bouleverse et le transforme
à son insu.

Dans les pèlerinages elle s'intitule miracle, et con-
vertit plus d'incrédules que les prédicateurs les plus
célèbres.

Vous pensez peut-être qu'elle respecte la politique.
Quelle erreur ! C'est elle qui a fait le Boulangisme
et le Dreyfusisme en France, les suffragettes en Angleterre, car sans elle ces épidémies morales seraient
restées de faible portée.

Elle règne en souveraine dans les grèves et dans
les foules en général...

Mais arrêtons-nous sur cette pente, car il faudrait
parcourir l'univers entier ; entrevoyant son rôle
énorme dans la vie, demandons-nous d'abord ce
qu'elle est ?

Illusionnisme.

L'hystérie est un trouble fonctionnel du système
nerveux, qui se traduit par des désordres de la sensibilité, de la motilité, pénètre jusqu'à la vie organique, mais atteint surtout et avant tout l'intelligence.

Dans l'intelligence sa caractéristique est *l'altération du jugement* ; c'est le seul point auquel nous
nous limiterons ici, désirant nous borner à une étude
essentiellement sommaire et pratique de cette maladie.

A l'état sain l'homme, conformément à son degré d'évolution, arrive plus ou moins sûrement à discerner le vrai du faux, et en cela il est dit « judicieux » ; quand il perd cette qualité il devient « illusionniste » or au point de vue du jugement l'hystérie se confond avec l'illusionnisme.

Il est d'autres maladies qui peuvent conduire au même résultat, notamment toutes les lésions du cerveau, rentrant plus ou moins dans le cadre de l'aliénation, petite ou grande ; mais ce qui caractérise l'illusionnisme de l'hystérie, c'est qu'il est essentiellement transitoire et guérissable par un traitement moral appelé psychothérapie.

Nous nous limiterons ici à cet illusionnisme, curable par le traitement moral, synonyme d'hystérie, qui tient une place considérable dans notre société moderne, y constituant un écueil très fréquent, d'autant plus important à connaître, qu'on peut facilement, si on le veut, arriver à s'en garer.

Cure mentale.

Vous n'êtes pas sans avoir entendu parler des nombreuses sectes et individualités qui actuellement pratiquent la *cure mentale*, très florissantes surtout aux États-Unis où elles s'appellent « Christian scientists, magnetic healers, Divine Scientists, telepathic healers, etc... » Au fond, et sous les divers masques religieux, occultes, ou scientifiques, dont elles s'affublent, elles doivent être rangées parmi les psychothérapeutes, qui traitent l'hystérie et qui souvent y obtiennent beaucoup de succès.

Seulement pour qu'elles réussissent il faut qu'elles tombent sur des hystériques, sinon elles courent à l'échec, sans en comprendre la cause, restant confinées dans leur doctrine étroite, dépourvues des connaissances médicales nécessaires pour éclairer la route.

Ce qu'elles obtiennent d'une façon empirique, nous essaierons de le faire ici scientifiquement, suivant d'ailleurs la voie déjà tracée par d'excellents et très éclairés psychothérapeutes.

Toutefois ne perdons pas de vue que ce traitement ne s'adresse qu'à l'hystérie, et que son succès même peut servir à établir la diagnostic de cette maladie.

« Est hystérique celui qui est guéri nettement et rapidement par les pratiques de la cure mentale, de même que par celles de la sorcellerie, des fétiches, amulettes, talismans, ou autres procédés analogues, qui tous sont des canaux de la suggestion. »

La suggestion est le traitement spécifique de l'hystérie, on peut l'appliquer en dehors d'elle, car en étudiant l'éducation (chap. II) nous avons vu qu'elle est capable avec le temps de transformer la mentalité et aussi la santé de toute personne, mais dans ces divers cas l'action sera d'autant moins appréciable et rapide que le sujet est moins suggestible.

En d'autres termes la suggestion ne donne des résultats nets et rapides qu'avec l'hystérie, en dehors d'elle, bien que favorable elle fournit des résultats divers que seule la connaissance du tempérament peut expliquer.

Clichés et suggestion.

Il est indispensable ici, avant d'aller plus loin, de se rendre compte du mécanisme par lequel le jugement est altéré dans l'hystérie, et de ce qu'on doit entendre par le mot « Suggestion ».

Toute notre activité aussi bien de la vie organique que de l'animale est réglée par nos pensées conscientes ou inconscientes.

Pensée est synonyme de « cliché » occupant le Kamanas, c'est-à-dire nos corps astral et mental.

De ces clichés les uns sont conscients, les autres inconscients, ces derniers font partie de ce qu'on appelle « le subconscient » dans lequel notre volonté n'a pas à intervenir.

N'employons plus que le mot de *cliché*, qui simplifie nos explications.

Tout cliché est le fruit d'une suggestion, car suggérer c'est faire naître un cliché ou une pensée dans notre mental.

Mais il faut distinguer :

La suggestion... ou cliché... qui passe.

—   —   qui reste.

Chez l'homme normal, judicieux :

La suggestion qui passe... est le faux.

—   qui reste...   —   vrai.

Chez l'hystérique ou illusionniste :
La suggestion qui passe est celle qui déplaît.
—   reste   —   plaît.

L'hystérique garde donc dans son Kamanas les clichés qui lui plaisent, et élimine ceux qui lui déplaisent, sans aucun souci de la vérité, et en n'écoutant que sa fantaisie.

De là dérive tout le mal, car dépourvu de jugement l'hystérique peuple son Kamanas de clichés faux, qui le conduisent forcément au mal et à la maladie.

La suggestion s'appelle :

Auto-suggestion, — quand elle naît en nous-mêmes.

Hétéro-suggestion, — quand elle vient d'une autre personne.

Elle est en ce second cas le fruit d'un suggestionneur, dont les pensées pénètrent dans l'esprit de l'hystérique, et sur lequel il a un pouvoir plus ou moins complet.

On peut conclure de ce qui précède que la suggestion est un mode normal de penser chez l'individu sain ; elle devient pathologique chez l'hystérique, non par elle-même, mais parce que ce dernier ne sait pas faire le triage des bonnes et mauvaises pensées ; par là même le suggestionneur est d'importance nulle avec l'homme normal, et au contraire dirige toute la mentalité de l'hystérique.

La suggestion chez l'hystérique.

Vous allez naturellement et avec raison vous demander comment une idée, une suggestion, ou un cliché peut produire une maladie.

Pour cela il faut savoir que chez l'hystérique la suggestion acceptée se transforme en acte.

Examinez un hystérique parfaitement sain, et dites-lui par exemple qu'il a une pneumonie, s'il a confiance en vous il ne tardera pas à présenter les symptômes de cette maladie, point de côté, gêne de la respiration, perte d'appétit.

Dites à un autre qu'il a une maladie d'estomac, il digèrera mal, maigrira, aura des vomissements, etc...

La maladie n'existe que dans son mental, dans son imagination, mais elle s'accompagne d'un ensemble de symptômes auxquels certains médecins eux-mêmes peuvent se tromper, croyant à la réalité d'un mal qui n'est qu'apparent ou imaginaire.

Sans l'intervention d'autrui, l'hystérique peut lui-même s'autosuggestionner certaines maladies et arriver au même résultat.

Quelquefois il est même possible que cette suggestion favorise le développement d'un processus pathologique, par exemple dans une épidémie de variole, de scarlatine, ou de choléra, l'hystérique qui se croira atteint, le sera plus facilement ; sa suggestion ouvre la porte au poison.

Donc toute suggestion peut ici simuler un état morbide ou même favoriser son éclosion réelle.

Diagnostic et Traitement.

Avec ces notions on arrive à la conclusion que le sort de l'hystérique relève de la suggestion, auto ou hétéro. Avec de bonnes suggestions, qu'elles dépendent de lui-même ou d'un suggestionneur, l'hystérique s'il est malade reviendra forcément à la santé. C'est en effet le principe qui dirige ici toute la thérapeutique.

Quand une personne est malade, elle doit commencer par demander à un médecin compétent quelle est la nature de son mal ; s'il est de nature hystérique, la seule qui nous occupe ici, elle devra instituer le traitement en conséquence.

Comment ?

S'il s'agit d'un cas grave, le mieux est de se confier à un médecin, un psychothérapeute, qui fera le nécessaire, et de s'abandonner complètement à lui, en ayant soin de choisir quelqu'un qui inspire pleine confiance.

S'il s'agit d'une forme légère, l'hétéro-suggestion n'est pas indispensable et le malade peut parfaitement se guérir lui-même par l'auto-suggestion, ou en tout cas essayer ; en cas d'insuccès il sera toujours temps de s'adresser au psychothérapeute.

C'est pour remplir ce but que je vais donner, classées par ordre alphabétique, une série d'auto-suggestions, entremêlées de conseils, qui pourront servir à guider le *lecteur hystérique* et le guérir de son mal.

Il est impossible d'envisager ici toutes les suggestions nécessaires dans un cas, car elles varient à l'infini, mais elles pourront servir de guide au malade intelligent pour en composer à son usage, sous une direction autorisée, suivant le mal dont il souffre.

L'important en pareil cas est d'éliminer du Kamanas toutes les pensées de mal, et de les remplacer par des pensées saines. Ces autosuggestions devront être répétées au moins trois fois par jour, le matin, dans la journée, le soir, dans la solitude, et avec l'attention bien concentrée sur leur signification.

Le lecteur, qui, en pareil cas, est le malade à guérir, doit bien se dire qu'il ne récupérera son état normal, que quand ces suggestions feront partie de lui-même, de telle sorte qu'il se sera identifié avec elles.

Inutile d'ajouter qu'elles devront être accompagnées d'une vie normale, hygiéniqne, car pour avoir un esprit sain, il faut un corps en bon état — par conséquent nourriture, exercice, travail, distraction, etc., devront être réglés suivant de sages principes, la suggestion ne saura donner tous les résultats dont elle est capable qu'à cette condition.

Avant d'aborder le détail de ces suggestions, il est utile d'ouvrir ici une double parenthèse sur la nature de l'hystérie, et sur son nom.

Nature de l'hystérie.

Dans le cours de son traitement l'hystérique ne sera pas sans se demander quelle est la nature de sa maladie; en réalité la médecine l'ignore actuellement, toutefois j'ai écrit un ouvrage [1] sur ce sujet où je crois avoir démontré qu'il s'agissait d'un déplacement du corps éthérique, corps invisible, qui d'après la théosophie joue un rôle prépondérant dans le fonctionnement de notre système nerveux et par conséquent de tout notre être ; je renvoie à cet ouvrage le lecteur désireux de plus amples renseignements sur ce sujet.

Psychisme.

Enfin, dernier point, le mot hystérie a dans le public mauvaise réputation, de telle sorte que nombre de malades à l'heure actuelle ne sauraient sans rougir s'avouer hystériques, bien que cette maladie ne soit en aucune façon déshonorante, et n'implique nullement les mauvaises mœurs qu'on lui attribue volontiers. Dans ses annales on compte il est vrai de tristes personnages, mais aussi les plus grands saints, et les plus illustres martyrs.

1. *Maladie.* Paris, 1918.

Le moyen le plus simple pour tourner la difficulté est d'adopter une autre appellation, celle de *psychisme*, par exemple, qui sans être officielle est assez souvent employée dans ce sens.

Personne n'hésitera à dire qu'il est psychique, qu'il est atteint de psychisme — ce mot est parfois employé dans d'autres sens, notamment en théosophie pour désigner ce qui appartient aux apparitions — mais il n'est guère de mot qui n'ait plusieurs sens, il faut s'y résigner dans tout langage.

Je propose donc au lecteur d'adopter les termes de *psychisme, psychique*, qui lui serviront d'euphémisme, et je les emploierai dans le reste de cet exposé comme synonymes d'hystérie et d'hystérique.

J'arrive aux suggestions et conseils, rangés par ordre alphabétique, afin de permettre de les retrouver plus facilement.

Suggestions et Conseils

Agrément.

L'agrément est une condition d'énergie ; l'amour donne des ailes... ce qui plaît fatigue rarement ou difficilement, alors qu'on observe le contraire pour ce qui déplaît. — Pourquoi ? l'explication manque encore ; il y a là une loi psychologique qui n'a pas encore été interprétée, mais dont il faut soigneusement tenir compte dans la vie, aussi bien pour ceux qu'on dirige que pour soi-même. — Dans une entreprise

on augmentera notablement le rendement, si l'on sait
habilement distribuer le travail conformément à cette
loi. — Le psychique ne doit pas l'oublier, car elle
est encore plus vraie pour lui que pour tout autre.

Cette loi s'applique également à l'alimentation, et,
toutes choses égales d'ailleurs, on digère mieux le
repas que l'on prend avec plaisir ; la gaîté de la table, les fleurs dont on la parsème, la bonne humeur
des convives sont favorables à ceux qui ont à se
plaindre de leur estomac.

*Donc... si vous voulez vivre heureux et bien por-
tants, répandez, autant que vous le pourrez, bonheur
et santé dans votre entourage, ils rejailliront sur
vous.*

Allure.

Chaque cheval a son allure, à laquelle il convient
de le laisser marcher, si on veut en tirer le meilleur
parti.

En attelant ensemble deux chevaux d'allure différente l'un traîne l'autre et vous avez un mauvais
attelage, discordant, qui s'épuise vite.

Il en est des hommes comme des chevaux, les uns
vont vite en besogne, les autres lentement. — Laissez
chacun marcher suivant son tempérament.

Si vous voulez ralentir le rapide, il s'énerve et redevient insupportable, de même si vous voulez acti-
ver celui dont l'allure est lente.

Deux de mes amis médecins résumaient bien ces

extrêmes. — L'un n'était agréable qu'à Paris alors qu'il était criblé d'occupations ; en vacances, quand il n'avait rien à faire il devenait d'une nervosité intolérable. — L'autre toujours en colère à Paris, au milieu de ses occupations, devenait au contraire un homme charmant à la campagne, au milieu de la flanerie.

Les tempéraments revêtent des formes très variées, qui nécessitent pour chaque cas une hygiène spéciale. A chacun de s'étudier à cet égard, pour adopter le genre de vie qui lui convient, et lui procure la tranquillité.

Amitié.

Dans le monde des nerveux, encore plus que dans celui des calmes, bien des choses se pensent, se disent, se font, capables de nuire à l'amitié et de détruire les plus solides.

Plus que tout autre cependant le psychique a besoin autour de lui d'amitié, d'affection, de sympathie... C'est le baume qui l'aide à supporter ses maux en patience ; il fera bien à cet égard de suivre le conseil de Napoléon :

Ne faites pas attention aux défaillances de vos amis, et à tous les cancans qui courent sur leur compte, sans quoi vous n'en conserverez guère et vous priverez de concours précieux. — Croyez en eux quand même.

Analyse de soi-même.

Distinguons le moral et le physique :

Au point de vue moral, l'analyse de soi-même est mauvaise si elle conduit à l'orgueil et à la conclusion qu'on est un être parfait, mais elle est bonne si, se rendant compte de ses qualités et défauts, on améliore les unes et on corrige les autres ; elle devient même en quelque sorte une condition indispensable de perfectionnement et d'évolution.

Au point de vue physique, l'opinion médicale la plus répandue est: « Toutes les fois que nous faisons attention à un organe, nous en altérons le fonctionnement. » — C'est ainsi que nombre de personnes deviennent dyspeptiques parce qu'elles se préoccupent de leur alimentation, de leur digestion, provoquant en quelque sorte le malaise que va développer telle nourriture, et le créant par les idées fausses qu'elles se font à son sujet ; beaucoup de parents rendent leurs enfants malades, à force de leur faire des recommandations à cet égard. C'est également l'écueil dans lequel tombent nombre de psychiques, qui lisent des livres de médecine, et se croient atteints de la plupart des maladies dont ils détaillent la description.

Cette opinion n'est que partiellement vraie ; il est exact que le psychique influence le fonctionnement d'un organe en pensant à lui, mais si sa pensée est optimiste l'influence est salutaire et ne devient fâcheuse que si elle est pessimiste. Par exemple celui qui se dit en mangeant qu'il va bien digérer, et en se couchant le soir qu'il va bien dormir, se prépare une bonne digestion et une heureuse nuit. — Ce n'est donc pas en ce cas la pensée elle-même qui est fâcheuse, mais sa couleur, car suivant l'état d'esprit elle peut devenir pernicieuse ou favorable.

Le psychique, incapable d'optinisme fera mieux de ne pas penser à son fonctionnement organique, mais celui qui peut se suggestionner en ce sens aurait tort de ne pas mettre à contribution l'influence de la pensée, il peut se soulager et même se guérir par ce moyen.

Conclusion : *au point de vue moral l'analyse de soi-même est bonne, quand elle est judicieuse ; au point de vue physique, elle est bonne avec une base optimiste et mauvaise dans le cas contraire.*

Caprice.

Le psychique est un être essentiellement capricieux et cela tient à la variabilité de son jugement.

Cette variabilité se manifeste plus particulièrement dans la direction imprimée à la vie quotidienne ; certaines personnes se réveillent avec une idée nouvelle, qui devient l'idéal d'un moment, vers lequel converge toute leur activité... Elles modifient tout dans leur existence et leur entourage pour satisfaire cet idéal... parfois avec un entrain extraordinaire... puis après quelques jours, parfois le lendemain même, tout est changé... autre décor... une nouvelle idée a surgi qui éclipse totalement la précédente, et un nouveau bouleversement se produit dans l'activité...

Cette variabilité... ce caprice... rendent la vie pénible à certains psychiques et surtout à leur entourage, et il y a là un défaut auquel il est important de remédier...

Le premier point est que le psychique s'en aperçoive, car beaucoup en sont inconscients. — Le second, qu'il comprenne l'importance de modifier cet état. — Le troisième qu'il veuille bien faire le nécessaire pour cela.

Les personnes intelligentes, mises en éveil par ces réflexions, et éclairées par leur propre observation, arriveront à se corriger en prenant pour exemple des amis calmes et judicieux; celles qui ne sont pas capables d'arriver par elles-mêmes à cette correction feront bien de se confier à la direction d'un médecin compétent, qui les conduira au résultat désiré. (Voir plus loin : *Idéal, Impulsions, Volonté*.)

Carcasse.

« Tu trembles, vieille carcasse, tu tremblerais bien autrement si tu savais où je vais te conduire », se répétait Turenne dans les moments critiques. — Prenons exemple sur lui, car d'habitude nous l'écoutons beaucoup trop, notre carcasse ! — La moindre plainte qu'elle nous adresse nous met à bas.

— Nous sommes à la merci d'une digestion, d'une garde-robe, d'une indisposition. — Il faut s'habituer à vivre hors de son corps, à ne pas nous identifier avec lui, à le considérer simplement comme un serviteur. — Détruisons l'illusion de *l'unité*, pour lui substituer celle de la *dualité*, c'est-à-dire de l'âme et du corps, bien distincts l'un de l'autre.

Et ainsi... petit à petit... insensiblement... par une lente et parfois pénible éducation, les misères de ce compagnon arriveront à nous affecter de moins en moins ! Suivons cette voie, c'est la bonne... en avant et courage !

Circulez.

Point de vie sans circulation sanguine... aussitôt que le sang stagne en un point de notre corps, la maladie ne tardera pas à y apparaître.

Chacun de nous doit donc veiller avec soin à cette circulation dans tout son être ; c'est en général la sensation de froid qui donne l'alarme sur sa défectuosité.

Les vêtemetts doivent être assez amples pour n'exercer aucune compression, — chauds en hiver, légers en été, de manière à maintenir l'équilibre de la température.

Tout organe qui travaille accélère la circulation locale... l'exercice est donc un des meilleurs agents de la circulation.

Agissent dans le même sens, les frictions, le massage, les diverses gymnastiques, l'hydrothérapie sous toutes ses formes, les bains d'air, de soleil, de lumière, l'électricité, le magnétisme...

Ces divers moyens peuvent être utilement employés, mais en évitant la fatigue, faillite de nos forces, et qu'il est préférable de ne pas connaître...

Circulez... tel doit être le mot d'ordre, qui assure la marche normale du sang dans notre corps, de manière à y entretenir la santé... Circulez sans vous fatiguer.

Courage!

Aux heures difficiles, quand vous tombez, épuisé de lassitude... appelant la mort comme une délivrance... relevez-vous... réagissez...

Que devant vos yeux éblouis et fascinés resplendisse la devise :

Vouloir... c'est... pouvoir.

Reprenez courage... avec temps et volonté on arrive à tout.

Les épreuves par lesquelles vous passez sont nécessaires ; la lutte grandit le caractère... en luttant énergiquement et longtemps on devient inébranlable.

Grandissez votre caractère... élevez-le comme autrefois les rois d'Egypte leur pyramide, qu'ils commençaient à leur avènement pour la continuer jusqu'à leur mort.

Laissez dire, faire, critiquer... n'écoutez que votre conscience, votre idéal... et *droit devant vous !*

Credo... Volo... Eo... Je crois... je veux... je marche... Entraînez-vous en le répétant... et avec vous entraînez les autres...

Je crois... au bonheur... à la vérité... vers lesquels m'acheminent mon évolution et mes souffrances.

Je veux... surmonter les obstacles... dont mon chemin est parsemé, et au bout duquel se trouve la céleste béatitude.

Je marche... en pèlerin... qui mourra un jour, mais qui renaîtra... et qui de vie en vie s'acheminera vers son idéal... l'union avec Dieu... en qui j'ai placé toute ma confiance... car il est pour moi toute la vérité.

Direction.

« *Comment pouvoir être maître des autres, si l'on ne sait être maître de soi !*

Si vous voulez arriver à diriger, à commander... commencez par vous-même, sans quoi vous n'obtiendrez aucun résultat satisfaisant et ne ferez que répandre le malheur autour de vous.

Emotions.

Les émotions ont pour siège, comme tous les sentiments, l'astral, tandis que le travail intellectuel s'opère dans le mental.

Le travail intellectuel joue un faible rôle, dans la production de la fatigue, à moins qu'il ne soit excessif, mais il n'en est pas de même des émotions.

Les agréables, sont très réconfortantes et roborantes, parce qu'elles mettent le corps astral en excellent état vibratoire, alors que les désagréables produisent l'effet contraire.

C'est surtout par leur état moral, d'après Napoléon, que les troupes remportent la victoire, autrement dit avec leur astral. Quand l'astral du soldat est bon, il est courageux, sinon c'est le découragement la défaite.

Cultivez donc autant que possible les bonnes émotions et écartez les mauvaises.

Malheureusement le conseil est facile à donner mais difficile à suivre... question de Karma en grande partie.

Faites néanmoins votre possible, suivez la voie du bien, armez-vous d'une bonne philosophie ou religion, et laissez Dieu avec le temps exécuter le reste.

Entraînement cérébral.

Notre cerveau ressemble à un orchestre, composé de musiciens capricieux : le chef a beaucoup de peine pour les mettre en train. Chacun joue de son côté, et il en résulte une affreuse cacophonie. Puis quand l'impulsion est donnée, vigoureuse, impérative, l'accord se fait et la symphonie se déroule d'autant plus belle que l'entraînement est plus parfait.

Le cerveau de l'hystérique a pareillement, surtout le matin, après les brouillards mentaux de la nuit, des moments de désarroi et de cacophonie. Les idées, les sentiments se heurtent... penser vouloir désirer est pénible. Pour sortir de cet état il faut par un travail quelconque se mettre en train ; alors chaque cellule cérébrale reprend sa tâche et après un moment notre faculté de penser remarche, plus ou moins vigoureusement suivant l'impulsion donnée.

Le cerveau, surtout chez le psychique a besoin d'une sévère discipline, et, dans les moments de désarroi, d'une mise en train, faute de laquelle il gaspille toute énergie, et finit par conduire à une crise maladive.

Equilibre.

Chacun de nous a une dose de travail ou d'activité nécessaire à sa santé, s'il y a excès ou manque on voit surgir les mêmes symptômes : impressionnabilité, tristesse, dégoût de la vie, mécontentement, agitation, colère, etc.

Le surmené et le désœuvré peuvent donc à cet égard se donner la main et justifient le proverbe : « les extrêmes se touchent ».

Ces symptômes nerveux étant constatés chez une personne, en dehors de toute autre cause capable de les produire, il s'agira donc de déterminer s'il y a défaut par manque ou par excès.

Ce diagnostic facile en certains cas devient parfois fort difficile et nécessite une observation suffisamment prolongée, mais en somme, la direction générale étant donnée, chacun sera d'une façon habituelle le meilleur juge pour lui-même.

Cette éducation de soi-même est indispensable pour arriver à l'équilibre de la santé, qui est la légitime ambition de tout homme bien pondéré.

Guide.

Le pourquoi de la vie surgit parfois en notre esprit avec une intensité inéluctable, et nous ne pouvons y répondre qu'avec l'appui d'une bonne religion ou d'une sage philosophie. Ceux qui sont munis d'un de ces guides n'ont qu'à le cultiver, ils sauront franchir tous les obstacles. A ceux qui n'en ont pas je conseille de lire l'*Evoluisme* [1] ; ils y trouveront le fruit de tout le travail que j'ai dû faire pour rentrer moi-même dans la vraie voie, dont je m'étais écarté. La vie n'est pas une simple partie de plaisir, elle est quelque chose de beaucoup plus grand et vaste, qu'il faut arriver à comprendre, si on veut parvenir au bonheur. Vite... mettez-vous à l'œuvre avec ardeur, car pour arriver à récolter il faut commencer par semer.

1. Ecrit par moi en collaboration avec la doctoresse Schultz. Paris, 1914.

Tout homme a besoin d'une bonne religion ou d'une sage philosophie ; sans elles impossible d'éviter les écueils de la route, on s'expose au naufrage.

Hypocondrie.

Il y a deux variétés d'hypocondriaques : les grands et les petits.

Les grands sont des aliénés, il ne sera question ici que des petits qui résultent d'un mélange d'hystérie et d'asthénie.

Le petit hypocondriaque, dont le malade imaginaire de Molière peut donner une idée, est la victime d'un organe qui fonctionne mal, le plus souvent le tube digestif.

L'asthénie a infériorisé cet organe, et le malade, par ses conversations, ses lectures, ses méditations, créé dans son esprit une série de clichés faux, dépendant de l'hystérie... de telle sorte qu'au trouble asthénique primitif vient se joindre une complication hystérique.

Si ce malade tombe sur un Monsieur Purgon (*Malade imaginaire*, de Molière, acte III, scène VI) qui lui annonce qu'il ira de la bradypepsie à la dyspepsie, à l'apepsie, et de là à la lienterie, dysenterie, hydropisie, pour finir par la privation de vie, il cherche dans les livres de médecine l'explication de tous ces termes, et se remplit l'esprit de tous les clichés de ces diverses maladies.

D'un simple trouble fonctionnel, léger au début, il tombe dans un état maladif plus ou moins grave, et qu'un traitement psychothérapique bien dirigé pourra seul amender ou guérir.

En conséquence si vous avez la moindre tendance à l'hypocondrie, à vous préoccuper de votre santé, ou plus simplement si vous êtes psychique, prenez les trois précautions suivantes :

1° Ne lisez jamais de livre de médecine ;

2° Choisissez un médecin tant mieux ;

3° Soyez optimiste en pensant à votre santé.

1° Ne pas lire de livre de médecine. — Mais me direz-vous l'actuel n'en est-il pas un ? Dois-je le lire ? — Il faut distinguer ici les ouvrages qui exposent le détail des maladies, et ceux qui traitent simplement de l'hygiène ; le livre actuel fait partie de cette dernière catégorie et ne peut que vous être salutaire ne vous suggestionnant aucune idée de mal ; la prohibition ne vise que les premiers. Lire la description d'une maladie, ou s'adresser à un de ces jeunes médecins qui pour faire étalage de leur science vous la racontent en détails, c'est l'ancrer dans votre esprit, et vous aurez par la suite beaucoup de peine à vous en débarrasser ;

2° Choisir un médecin tant mieux. Sans quoi le moindre symptôme deviendra maladie grave, votre imagination, alimentée par les idées de l'entourage, grossissant tout en mal et transformant une épingle en épée ;

3° **Etre optimiste pour vous-même.** — Je vous l'ai déjà dit à l'article « Analyse de soi-même ». — Je n'ignore pas que c'est là un point souvent difficile, et on ne peut à volonté tourner le disque de sa mentalité vers le pessimisme ou l'optimisme ; toutefois il est possible de faire effort dans ce sens et nombre de personnes parviennent à se corriger dans une certaine mesure ; en tout cas répétez-vous constamment que « vouloir c'est pouvoir », veuillez toujours, et si vous ne pouvez que partiellement, le fruit de l'effort ne sera jamais complètement perdu.

Idéal.

L'Ego est l'esclave de la matière, c'est-à-dire de nos nerfs, au moins tant que notre être supérieur n'est pas arrivé à dominer l'inférieur.

Telle idée plaît aujourd'hui, qui demain nous sera désagréable. Demain nous n'agirons pas comme aujourd'hui, uniquement parce que notre état vibratoire se sera modifié.

Notre mentalité est changeante comme un ciel d'avril. — Qu'y faire ?

Le reconnaître est déjà un premier point important. Le second est d'y porter remède ; celui-ci est beaucoup plus difficile et demande plusieurs vies d'apprentissage. Mais il n'est jamais trop tôt pour commencer... mettez-vous donc de suite à l'œuvre.

Tracez-vous des principes simples et nets, fruits de vos lectures, en un mot créez-vous un *idéal du-*

rable, conformez-y votre existence de chaque jour, faisant tous les soirs votre examen de conscience pour vous rendre compte des résultats de la journée.

Petit à petit, grâce à cette discipline, vous arriverez à vous modifier ; vos amis vous le feront remarquer et vous vous en rendrez compte à votre grande satisfaction.

Impulsions.

Le psychique forme beaucoup de projets, et, aussitôt formés, il désire les exécuter. Il fait ainsi bien des bêtises, dont il se repent tôt ou tard. L'expérience l'assagit souvent, mais pas toujours, sa nature reprenant quand même le dessus, et le livrant à ses impulsions.

Toute action, qui suit rapidement la pensée, devient une impulsion ; or les impulsifs sont dangereux pour eux et pour les autres.

Toute personne, quand elle forme un projet, doit, avant de l'exécuter, attendre pour réfléchir et consulter ; le temps porte conseil.

Avant de parler, dit le proverbe, tournez sept fois votre langue dans la bouche ; avant d'agir réfléchissez sept heures, sept jours, sept mois ou sept ans, suivant l'importance de l'acte.

Longévité.

Vivre vieux est l'ambition de la plupart à la condition de conserver la santé. De nombreuses recettes ont été données à cet effet, on n'a que l'embarras du choix. Boire de l'eau disent les uns... boire du vin soutiennent les autres. Dormir peu ajoutent ceux-ci, ou dormir beaucoup prétendent ceux-là, etc.... Et on trouve des exemples pour appuyer toutes les opinions. En réalité, il n'y a qu'un principe qui mérite créance, c'est « modération en tout ». Vivre suivant les principes de l'hygiène, physique morale et intellectuelle, qui varie avec les pays, les tempéraments, les professions et beaucoup d'autres circonstances. Mais toutes choses égales d'ailleurs, ne pas oublier qu'il y a des êtres bâtis pour vivre vieux, et d'autres incapables d'aller loin.

Disons-nous avec Sénèque que l'important n'est pas de vivre vieux, mais de vivre selon le bien ; avec les vies successives, la longueur de chacune d'elles perd beaucoup d'intérêt, c'est le résultat qu'il faut considérer.

Magnétisme personnel...

est en réalité le fluide vital ou prana qui s'échappe d'une personne et en influence favorablement une autre — mais à côté de ce magnétisme réel il en est un apparent, qui consiste simplement en « l'art de plaire » et qui est des plus salutaires dans les rapports sociaux.

Plus que tout autre le psychique pourra en éprouver les bienfaits, mais ce sont qualités qui s'attirent réciproquement, et s'il veut s'entourer de personnes magnétiques, il doit devenir magnétique lui-même. Comment ?

En évitant la médisance, la critique, et en cultivant l'amitié.

1° Médisance.— La médisance, voir même la calomnie, est un véritable passe-temps pour quelques personnes, dont la conversation est faite de mots à l'emporte-pièce, de remarques désobligeantes. Déchirer à belles dents leur prochain est pour elles une véritable volupté.

Travers de l'esprit en malaise, qui gratte ainsi ses démangeaisons, espérant les apaiser.

Il y a là une mauvaise habitude à corriger, car elle rend la vie sociale pénible, accumulant des ennemis de tous les côtés.

Signaler le défaut est en indiquer le remède, car il dépend de chacun, avec de l'attention et de la persévérance, d'arriver à le corriger.

2° Critique. — Critiquer est une attitude d'esprit, voisine de la médisance, avec des allures plus honnêtes, car elle a la prétention de redresser des défauts réels et par là d'être bienfaisante.

Mais cette arme est mauvaise avec le psychique qui prend rapidement en grippe celui qui le critique, et dont il s'éloigne avec soin ; ne pas procéder négativement c'est-à-dire en signalant les défauts, mais positivement en entraînant vers le bien, vers la vertu.

Ne critiquez jamais un psychique, mais montrez-

lui simplement un chemin à suivre, et entraînez-le avec toute l'éloquence c'est-à-dire la psychothérapie, dont vous êtes capable.

3° Amitié. — Amitié et Confiance se donnent ici la main ; la confiance est une question de sentiment — on a confiance, comme on aime. — Amour et Confiance sont donc de même nature et vont souvent de pair.

Une personne, en qui il a confiance, fait énormément de bien au nerveux ; toutes ses paroles sont comme un baume qui se répand sur ses blessures et lui apportent calme et santé.

Cherchez le guide, l'ami, capable de vous inspirer confiance, et quand vous l'aurez trouvé, gardez-le, cultivez-le avec soin.

Mégalomanie.

Micromane l'hystérique se déprécie, de même que mégalomane il exagère sa valeur.

Humble dans le premier cas il devient d'un orgueil parfois insupportable dans le second.

Ces états alternent souvent chez la même personne, suivant ses périodes d'excitation et de dépression. Quand ces alternances existent, elles éclairent le nerveux sur son propre défaut de jugement, pourvu qu'il soit observateur. Si l'alternance n'existe pas l'appréciation est pour lui plus difficile.

Ces deux états sont fâcheux — la mégalomanie en exagérant l'action et en lançant dans des entreprises imprudentes ou irréalisables — la micromanie au contraire en paralysant l'action.

Un guide sûr, inspirant confiance, lorsqu'il est accepté sera le meilleur remède, sinon, au moins pour la mégalomanie, il faudra parfois arriver à des moyens légaux de coercition.

En résumé :

Micromanie et Mégalomanie sont fréquentes chez les psychiques, altération du jugement qu'il faut prévoir et surveiller, pour y porter remède, si elles prennent des proportions excessives.

Merveilleux.

Le merveilleux attire tous les esprits, mais il séduit particulièrement le psychique, qui par la sensibilité de son système nerveux perçoit facilement les vibrations de l'au delà.

Méfiez-vous-en, car dans le merveilleux comme dans les bibelots il y a du toc et du vrai... beaucoup plus de toc que de vrai.

Le nerveux par la sensibilité de son cerveau arrive vite et facilement à l'hallucination, base habituelle (je ne dis pas constante) des visions et des séances de spiritisme. Il suffit de la fatigue et d'une excitation suffisantes.

Cette voie est particulièrement dangereuse et conduit souvent au détraquement et à la folie. Aussi le psychique, s'il veut être sage et prudent, fera bien de l'éviter avec soin et de se soustraire à l'attrait qui l'attire vers elle.

Beaucoup se disent, je vais essayer et je m'arrêterai si j'en éprouve des inconvénients. Non, il ne faut pas essayer, car une fois dans l'engrenage, on y passe en entier sans pouvoir s'arrêter.

Le merveilleux existe. Son existence est réelle mais c'est un domaine où il ne faut pas tenter de pénétrer, il doit être réservé aux esprits très évolués, mûrs pour en supporter, sans dommage, les vibrations.

Occupation.

L'homme inoccupé est une anomalie dans la nature... aussi ne tarde-t-il pas à tomber malade.

Les trois grandes occupations de la vie sont :

> l'action.......... agir
> l'amour .... aimer
> la science .... connaître

A l'amour se rattachent l'art et la religion ; ces trois aspects de la vie se complètent le plus souvent et coexistent.

Epicure a voulu en ajouter un quatrième, le plaisir, qui constitue le fondement de sa morale. C'est une erreur, le plaisir n'existe pas pour lui-même ; il n'est comme la douleur que la sanction de notre vie. « Un corps sans douleur et une âme sans trouble » constituent d'après lui le souverain bien et le plaisir en forme le complément.

Laissons le plaisir de côté, s'il entre dans l'idéal que nous proposons que ce soit comme but lointain et non immédiat.

Tous ceux qui tombent dans le désœuvrement arrivent plus ou moins rapidement à la nervosité, à la « maladie d'âme ».

Voyages, lectures, sports, etc., sont mis en œuvre pour la guérir.

Les voyages réussissent parfois, au moins pendant quelque temps, mais Sénèque a eu raison de dire : « les voyages ne guérissent pas les maladies d'âme .... il faut changer d'esprit et non de lieu.

On peut en dire autant pour la lecture, les sports.... etc. Ce ne sont que des palliatifs. Toutefois certains sports peuvent être momentanément utiles, c'est ainsi que l'automobile fait beaucoup de bien à quelques hystériques (*faux asthéniques*), alors par contre qu'elle est mauvaise en général aux vrais asthéniques, aux épuisés.

L'homme est fait pour avoir une occupation.... le désœuvrement le rend malade. Si vous êtes pauvre, occupez-vous pour gagner votre vie et celle de votre famille..... Si vous êtes riche, occupez-vous conformément à votre tempérament et à vos forces, mais d'une façon utile pour la Société ; c'est la seule manière de rester bien portant.

Psycothérapie....

s'entend de tout moyen qui agit sur l'esprit. A côté de la médicale qui est la grand psycot., (en voir la description dans mon livre : *Maladie*, p. 102) il y a celle qu'on peut appeler *la petite* et qui comprend :

1° *La conversation.* — C'est à cause de son rôle psycothérapique qu'on recherche et qu'on aime la conversation de certaines personnes.

2° *La lecture.* — Comme pour la conversation chacun à ses auteurs préférés.

3° *L'écriture.* — Un excellent moyen pour reprendre son aplomb est souvent de se mettre à écrire... quoi que ce soit.

4° *La prière*, ne convenant qu'à ceux dont la mentalité l'accepte... d'une action puissante pour beaucoup.

5° *La musique*, sous tous ses aspects, mais il est indispensable qu'elle plaise, c'est-à-dire qu'on la comprenne, sinon elle produira souvent l'effet contraire.

6° *L'image*, et sous ce nom il faut englober ici toute forme susceptible de réveiller une pensée en notre esprit.

7° Enfin *toute distraction*, c'est à dire événement ou circonstance capable de changer le cours de nos idées.

On voit combien est vaste le champ de la petite psycothérapie et qu'il résume en quelque sorte notre activité vitale de tous les jours.

Sorties.

Quand quelque chose m'oppresse l'esprit, me disait une psychique « il faut que ça sorte » après quoi je suis soulagée. Elle se mettait ainsi dans de vives colères et semait autour d'elle des victimes. Une personne calme aurait choisi son moment, dit les choses avec diplomatie, et obtenu le résultat désiré sans rien briser. Que faire en pareil cas, éclairer, faire comprendre le vice du procédé ; il est des personnes qui se modifient heureusement sous cette influence.

Le psychique, comme un nuage chargé d'électricité, foudroie parfois ceux qui l'approchent, mais s'il est intelligent et animé de bons sentiments il arrive à se corriger et à rendre son caractère égal, pondéré.

Subconscient.

Notre esprit se compose du subconscient, du conscient et du supraconscient.

Le subconscient, auquel on donne encore le nom d'automatisme psycologique, peut être considéré comme l'homme de confiance, auquel nous abandonnons la direction de notre corps, en tant que fonctions organiques ; il est ce que nous le faisons, comme tout serviteur, plus lent à se modifier en bien qu'en mal.

Si nous voulons être bien portant et rester tel, il faut donc que nous lui imprimions de bonnes habitudes ; éducation du subconscient est à peu près synonyme de santé.

Ceci est surtout vrai pour le psychique, dont toutes les idées prennent rapidement une réalité objective. L'homme ordinaire devient *lentement* ce qu'il pense, mais le psychique le devient *rapidement*.

Si un psychique se convainc qu'il a un système digestif puissamment organisé, toutes ses fonctions digestives arriveront à s'accomplir parfaitement, et se détraqueront dans le cas contraire.

Par un effort constant et continu, le psychique doit donc, pour être bien portant, imprimer dans son subconscient les idées qui l'y conduisent, en n'oubliant jamais le précepte : « l'homme devient ce qu'il pense. »

Volonté.

Savoir ce que l'on veut. Le bien vouloir. Le vouloir longtemps.

On devrait tous les matins, en faisant la toilette de son âme, qui n'est pas moins importante que celle de son corps, placer devant ses yeux ce triptyque.

Combien de personnes manquent d'idéal, vont à la dérive... au gré de leurs désirs, passions et instincts ; de loin en loin la volonté se montre en feu de paille... rapidement éteint... Toute leur vie se gâche ainsi... faute de direction, faute de volonté.

D'après ses sujets la devise du Czar Paul Ier était : « ordres, contre-ordres, désordre » ; beaucoup d'hystériques pourraient se l'approprier ; ils doivent arriver à comprendre combien elle est fâcheuse pour le bonheur et la santé, et se répéter constamment :

Savoir ce que l'on veut. Le bien vouloir. Le vouloir longtemps.

CHAPITRE VI

ASTHÉNIE

« Asthénie » tiré du grec, signifie privation de force, et « Neurasthénie » privation de force nerveuse ; ces deux mots sont concurremment employés pour désigner la maladie que nous envisageons ici, mais le premier est le plus exact, voici pourquoi :

La force, fluide vital, que la théosophie a dénommée Prana, dérive comme toute énergie du soleil ; pénétrant en nous par nos corps invisibles et par la nourriture, elle vient s'accumuler dans l'Ethérique, et de là se répand, grâce au système nerveux dans tout notre organisme. Il ne s'agit donc pas d'une force nerveuse, mais d'une force qui traverse le système nerveux : le mot neurasthénie qui s'applique à une force nerveuse est moins bien approprié que celui d'asthénie qui désigne la force d'une façon générale.

Mais cette réserve étant faite, ne voulant pas rompre avec les habitudes du langage, nous emploierons ici indifféremment les deux termes, que le lecteur peut considérer comme synonymes.

L'Asthénie, comme l'hystérie, peut atteindre tous les points de notre organisme, privation de force dans le premier cas, et privation de conscience dans le second : la localisation, d'ailleurs très variée, est analogue dans les deux maladies, la nature seule diffère essentiellement.

Quand la force s'affaiblit dans un organe, son fonctionnement en souffre à des degrés divers, et d'habitude il arrive un moment ou au simple malfonctionnement se substitue une lésion, grâce à l'aide de causes adjuvantes, microbes ou autres. Tant que l'organe reste intact la maladie est qualifiée « asthénie », mais quand il s'altère elle devient « lésion ». C'est ainsi que très souvent, et par une pente insensible l'asthénie devient lésion.

Il peut d'ailleurs en être de même pour l'hystérie quoique à un degré moindre.

Ainsi qu'on l'entrevoit, d'après ce qui précède, l'asthénie comme l'hystérie peut produire les troubles les plus divers, et son étude complète exigerait un traité volumineux. Ces traités ont d'ailleurs été écrits, quoique d'une façon incomplète, et je conseille leur lecture à ceux qui veulent faire une étude synthétique de la maladie.

Pour l'explication de sa nature, ce qu'on appelle en médecine la pathogénie, je renvoie à mon livre *Maladie*, où cette question a été traitée d'après les données modernes, expliquant la genèse de la force en nous et les manières dont elle peut être altérée.

Ici, dans ce livre d'hygiène, destiné à tracer le chemin vers la santé je me contenterai d'exposer l'essence même de la maladie, et je n'ai pu trouver pour cela de meilleur moyen, que celui de présenter une observation très instructive sur ce sujet.

Mon ami le Dr K... un grand neurasthénique, ancien compagnon d'études, a bien voulu rédiger pour mon livre son observation ; on y verra d'une façon résumée les allures que peut prendre un cas assez typique, et il se gravera dans l'esprit du lecteur d'une façon plus utile et agréable, qu'une description morcelée et analytique, qui serait le plus souvent fastidieuse ; je ferai suivre ce récit de quelques conclusions, résumant en quelque sorte ce cas ainsi que tout ce chapitre.

OBSERVATION DU Dr K...

rédigée par lui-même.

Né en 1855, en une région centrale et montagneuse de la France, mon père profondément athritique vécut plusieurs années cloué au lit par les rhumatismes ; ma mère était une nerveuse atteinte de divers troubles neurasthéniques, notamment des crises cérébro-cardiaques, bien décrites par Krishaber.

Je fis mes études dans un établissement de l'Orléanais, au voisinage de ma famille maternelle, et bachelier en 1873 je vins à Paris y commencer mes études médicales.

Jusque-là ma santé avait été excellente, sauf trois rougeoles, à quelques années d'intervalle l'une de l'autre, et elle resta telle jusque vers l'âge de trente ans; j'ignorais ce que voulait dire personnellement le mot maladie ; je m'étonnais toujours de la formule classique par laquelle on s'aborde « Comment allez-vous ? » ne comprenant pas qu'on ne puisse se saluer sans se poser pareille question.

Le seul point digne de remarque que je note dans ces années de ma jeunesse est une tendance à la tristesse, à la mélancolie ; au collège je me décourageais facilement et enviais le sort de ces petits paysans qui n'ont pas à se séparer de leur famille ; pendant mes études médicales, surtout au début de mon séjour à Paris j'eus des accès de spleen, mais dont la durée ne dépassa guère vingt-quatre à quarante-huit heures.

Mes deux ou trois premières années de médecine furent surtout consacrées à la flânerie. Je fis juste le travail nécessaire pour passer mes examens et être reçu externe des hôpitaux ; mais en préparant l'Internat le goût du travail me vint et en 1879 je fus reçu assez brillamment Interne des hôpitaux.

J'avais entrepris ma médecine avec l'intention d'ailleurs assez vague de venir exercer en province, dans mon pays natal, mais reçu Interne et encouragé par mes maîtres je décidai de rester à Paris, dont l'intellectualité me plaisait, et d'y passer si possible la fin de mon existence. Le succès d'ailleurs répondit à mon attente, et installé dans le quartier de l'Elysée, je m'y créai assez rapidement une situation enviée et enviable, mais très fatigante.

Jusqu'en 1892, sauf des moments de grande fatigue ma santé resta bonne, et je fournissais en somme un travail considérable ; à ce moment, âgé de trente-sept ans je fus vivement sollicité par ma famille et mon entourage vers le mariage ; j'étais en effet arrivé au moment psychologique pour ce grand acte social.

Plusieurs partis se présentèrent, que le monde, dans son idéal ordinaire de la vie, juge excellents, et je fus enveloppé de sermons aussi encourageants que persuasifs pour arriver à me décider.

A votre âge et aussi dans votre situation, me disait l'un, le mariage est absolument indispensable ; si vous restez célibataire, on vous fera à tort ou à raison une réputation de débauché, de jouisseur ; l'homme, qui dans un milieu capiteux est entouré constamment d'excitations sensuelles, a besoin d'une famille pour y trouver le régime de calme accompagné des satisfactions nécessaires et suffisantes. Ne pas vous marier, c'est compromettre votre santé physique et morale... (cette prédiction s'est trouvée vérifiée par la suite, mais j'ignore si le mariage aurait changé ma destinée ?)

Autre cloche... autre son. Le célibat me disait un

autre, c'est l'égoïsme, qui marche de pair avec la
neurasthénie ou nervosité, et si vous ne vous ma-
riez pas, vous courez vers cette maladie. Soyez
optimiste, altruiste, sachez aimer, vouloir... et ma-
riez-vous, c'est la voie du bonheur.., sinon vous
entrez dans la voie du pessimisme, de l'égoïsme, et
de l'isolement. A cette époque je connaissais encore
peu la neurasthénie, on commençait cependant à
parler d'elle, et cette équation posée entre le pessimisme, la neurasthénie et le célibat ne me disait
pas grand chose ; elle a cependant un peu de vrai,
seulement la question à résoudre, et qu'aujourd'hui
aussi bien qu'alors je ne saurais trancher est de
savoir si le mariage est un remède assuré et un pré-
ventif infaillible.

On essayait de me décider en quelque repas sug-
gestif, comme les commerçants en offrent à leurs
bons clients pour arriver à conclure un marché avan-
tageux ; j'en sortais parfois convaincu, mais en général le lendemain... ou peu après, reflexion faite,
j'avais changé d'avis ; le mariage et la famille sont
un double idéal à encourager ; mais encore faut-il
qu'il ait pour point d'appui, une santé suffisante.

Ce qui me faisait reculer, et m'amènerait encore
je crois aujourd'hui au même résultat si j'avais à
recommencer, ce sont les exigences de la femme
moderne, surtout dans la société riche ; quitter le
connu où je vivais pour un inconnu rempli de mys-
ère, mais dont j'avais de nombreux exemples au-

tour de moi ne cessait ne m'épouvanter. Etait-ce phobie ou réalité ? A chacun de le décider suivant son expérience de la vie.

Bref... Je ne me suis pas marié. A diverses époques ultérieures de ma vie, la question s'est de nouveau posée, mais je l'ai toujours résolue dans le même sens, aussi je n'en reparlerai plus. Aujourd'hui, ayant doublé le cap de la soixantaine, je crois, en somme, en écrivant ces lignes, que, étant donnée ma santé, j'ai pris le plus sage parti. Je ne pouvais en me mariant que faire des malheureux, sans utilité pour personne pas même pour ma patrie ! Mariage et famille sont des institutions sacrées, mais ne saurait impunément les affronter qui ne sent *en lui* l'énergie nécessaire.

En 1893, à la suite d'un voyage à Lyon avec un confrère ami, pendant des chaleurs assez fortes, pour visiter les hôpitaux de cette ville, je fus pris d'un ictère catarrhal, pour lequel je revins me soigner à Paris. Quelques semaines de repos avec régime lacto-végétarien rétablirent la perméabilité de mes voies biliaires ; parti ensuite en vacances je pus revenir à Paris en assez bon état.

Néanmoins à la reprise de mes occupations je m'aperçus rapidement que mes forces avaient notablement décliné; je me fatiguais vite, dormais mal, me préoccupant et m'énervant pour des motifs qui auparavant me laissaient calme.

Ma digestion aussi était atteinte ; après lectures et consultations sur ce sujet j'arrivai à nettement comprendre l'équation posée par la médecine

Eupepsie :   Euphorie :   Optimisme
Dyspepsie :   Dysphorie :   Pessimisme

Ce second terme de l'équation me convenait parfaitement ; je digérais mal, vivant dans un malaise habituel, et voyant la vie en noir. Brillat-Savarin a eu raison de dire que notre humeur est une question de digestion, d'où l'importance énorme de l'hygiène stomacale, que j'entrevis nettement pour moi-même.

Il fallut me plier à un régime sévère, qui est en somme celui du neurasthénique, et dont je donne en détail le résumé, car pendant quinze ans environ jusqu'à mon départ définitif de Paris en 1907, je fus obligé, sauf pendant les vacances et quelques éclaircies momentanées dans ma santé, de le suivre strictement.

Viandes : boucherie ou volaille, grillées ou rôties. Cervelles, ris de veau, tête de veau, cuits au court bouillon, servis avec beurre fondu, sauce blanche ou légumes. Pas de gibier. Pas de charcuterie, sauf le maigre de jambon cuit.

Poissons : Sole, merlan, truite, cuits au court bouillon, servis avec beurre fondu ou crème. Huîtres. Viandes et poissons doivent être d'une fraîcheur indiscutable.

OEufs : à la coque peu cuits, soufflés, brouillés, les évitant quand leur fraîcheur était douteuse.

Légumes secs : pois, lentilles, flageolets en purée, cuits à l'eau, passés au beurre frais.

Légumes frais : Haricots verts, céleris, salsifis, choux-fleurs sans cotes, artichauts, épinards, chicorée, endives et toutes salades cuites, (servis au beurre frais).

Pommes de terre en purée, à l'anglaise, sautées au beurre (aucun légume en salade).

Farines : d'avoine, d'orge, de maïs, en potages maigres ou au lait, tapioca, semoule, sagou, salep, arrow-root, riz, sarrasin (en potages ou au lait *bien cuits*).

Pain : blanc, grillé, la croûte de préférence en quantité modérée, ou biscottes, ou gressins.

Pâtes d'Italie préparées sans œufs. Fruits cuits. Crèmes légères. Gâteaux secs.

Boisson : Lait cuit ou cru. Eau naturelle ou légèrement minéralisée. Infusion de camomilles ou tilleul. Café de malt ; maté. Pas de café. Cacao léger. Aucune boisson fermentée ; ni alcool, ni liqueurs.

Comme fréquence de repas je me pliais au précepte que l'estomac du nerveux ou de l'asthénique a besoin d'être constamment occupé, ce qui ne veut pas dire distendu ou dilaté, mauvaise condition, mais qu'il a besoin d'une alimentation fréquente et

facile à digérer ; la bonne moyenne est quatre
repas par jour

    Petit déjeuner   à 8 h.
    Second déjeuner ou dîner   à midi
    Goûter   à 4 h. (16 h.)
    Souper, relativement léger   à 7 h. (19 h.)

Quelques insomniques se trouvent bien de prendre
même au milieu de la nuit un peu de lait, ou une
nourriture légère. C'est ce que je fis à plusieurs
reprises avec avantage pour mon sommeil.

Il y aurait beaucoup d'autres détails à donner
sur mon régime, car l'observation arrive à faire modifier bien des points, mais cela m'entraînerait ici
trop loin. Une fois les lignes générales de l'hygiène
alimentaire tracée, chacun doit pour lui-même arriver à l'adapter à son tempérament, à sa vie quotidienne, et aux mille détails de son existence. On y
arrive par tâtonnements, par soi-même ou avec les
conseils d'un médecin expérimenté. En réglant mieux
sa fonction digestive on supprime petit à petit les
malaises dont elle est la source, ainsi que l'irritation ou intoxication qu'elle provoque si souvent, et
qui bouleverse la santé du nerveux [1].

Grâce à cette hygiène sévère, mais en prenant
beaucoup de précautions et en limitant mon travail,
je pus continuer mes occupations. Toutefois un an

---

1. Pour les autres détails sur l'alimentation se reporter au
Chap. 1. (Note Auvard).

après dans le courant de 1894 je fut atteint de crises gastralgiques, d'abord peu intenses, intermittentes à l'intervalle de huit, quinze jours, quelquefois davantage, mais qui progressivement devinrent très pénibles.

Ces crises qui duraient d'une à plusieurs heures siégeaient au niveau du pylore ou dans son voisinage, et les médecins consultés sur leur nature ne surent se prononcer ; les uns croyaient à des coliques hépatiques, d'autres à de simples névralgies de l'estomac ; tous ces diagnostics restaient vagues et je ne pus jamais en obtenir de précis.

Les traitements préconisés pour les calmer restaient sans effet, et je fus dans les attaques trop violentes obligé de recourir à la piqûre de morphine, qui agissait merveilleusement. Ces piqûres d'ailleurs étaient espacées ; dans la première moitié de l'année 1895 j'en pris peut-être une dizaine, mais elles devinrent plus nombreuses dans la seconde moitié.

Petit à petit, et pour ainsi dire à mon insu, les piqûres se multiplièrent, de telle sorte qu'en 1896 j'étais devenu morphinomane.

En présence de cette situation nouvelle, il n'y avait que deux partis à prendre, abandonner la morphine ou la continuer.

Deux fois j'ai essayé de l'abandonner, mais sans elle je me trouvai dans un tel état de détresse, incapable de tout travail, avec un tel dégoût de la vie que j'y revins rapidement ; je décidais que je continuerais à vivre ainsi avec la morphine jusqu'à la faillite complète de ma santé, et si la mort ne venait pas naturellement à ce moment, j'aurais recours au suicide. Je comptais en avoir ainsi pour une dizaine d'années.

De temps à autre, malgré ma décision, surtout dans les moments où dégoûté de la morphine je tentais d'en diminuer la dose, l'idée du suicide immédiat me hantait.

Un matin de la fin de 1896 je fus bien prêt de me débarrasser de l'existence. Enfermé dans mon cabinet de consultation, j'avais pris un revolver chargé, que je choyais comme le talisman de ma délivrance, et je répétais en quelque sorte la scène dans laquelle je pourrais mettre fin à mes jours... A un moment j'eus comme un vertige... il me sembla que je n'étais plus maître de moi. Encore quelques secondes et le revolver, sous l'impulsion de ma main m'aurait envoyé une balle au cœur... quand j'entendis frapper à la porte.

Je glissai le revolver dans un tiroir et allai ouvrir... C'était mon domestique qui m'apportait une lettre de ma mère. Le cours de mes idées fut brusquement modifié par l'arrivée de ce message affectueux, qui me parlait de mon père mort il y a quelques mois, de toute notre famille, de la vie du pays et de ses environs. Ce contraste me fit nettement entrevoir l'horreur et la stupidité de l'acte que j'avais été sur le point de commettre. Je déchargeais mon revolver et me débarrassais de toutes les cartouches qui pouvaient être à ma portée, bien résolu à ne plus jamais songer au suicide, tant que ma mère serait vivante... Ce fut son affection qui me sauva.

Le fait est, que depuis ce jour qui est resté gravé profondément dans ma mémoire, l'idée de suicide, sans s'être complètement évanouie, resta vague dans mon esprit, comme une possibilité lointaine.

1897 et une partie de 1898 se passèrent dans cette vie misérable, où je n'étais soutenu que par la morphine. Je faisais de moins en moins de clientèle, j'étais maigri, jaune, découragé et décourageant. Les uns me croyaient paralytique général, les autres atteint d'un cancer du foie, d'autres prononçaient le mot aliénation..... Ne me confiant alors à aucun médecin ni à aucun ami, ainsi que le font la plupart des morphinomanes, on ignorait le véritable diagnostic.

Je fus à ce moment obligé de limiter considérablement mes occupations, d'ailleurs la mauvaise apparence de ma santé et de mon état mental faisait qu'on s'éloignait instinctivement de moi ; je ne conservai qu'un petit noyau de fidèles clients ; je vivais avec mon poison dans une assez grande indifférence sur les détails de mon existence ; cependant j'étais comme tout neurasthénique soumis à un certain nombre de phobies, qui contribuaient à me rendre la vie désagréable.

J'étais devenu non pas misanthrope, ce n'est pas

le mot, mais androphobe, c'est-à-dire que je redoutais la société, ne me plaisant que dans la solitude ; pénuriphobe, bien qu'à l'abri du besoin par ma situation de fortune ; enfin phobies alimentaires diverses qu'expliquaient mon état dyspeptique, d'une façon générale grande timidité, n'osant plus rien entreprendre par peur de l'insuccès.

En juin 1898, j'en étais arrivé à 30 centig. de morphine par jour, montant à 40 et même un peu plus dans les mauvais moments. Ma santé avait tellement décliné que je jugeai absolument impossible de continuer cette existence, et comme j'avais abandonné l'idée de suicide tant que ma mère vivrait (elle était heureusement très bien portante), je résolus de me débarrasser de la morphine et de sortir de cet état coûte que coûte.

J'allais trouver un confrère ami, lui confiais complètement mon cas, lui demandant de me tirer de ce mauvais pas. La seule chose à faire, me répondit-il, est de vous démorphiniser... vous n'avez aucune lésion d'organe... vous guérirez.

Quarante-huit heures après cette consultation, un dimanche de la fin de juin, j'entrais dans un sanatorium pour les deux mois classiques que devait durer cette terrible épreuve.

Elle m'a semblé terrible, en effet ; d'autant plus que matérialiste convaincu, je n'avais en moi rien qui me fît accepter la douleur, sauf l'espoir de la guérison. Cet espoir seul me soutint et la perspective de jouir un peu de ma situation sociale, qui m'avait coûté tant de travail, me donnait encore le courage de vivre.

Je me trompais d'ailleurs, car si ma santé s'est remise suffisamment pour me permettre de vivoter, elle n'a jamais été assez bonne pour que je rentre franchement dans la vie active, mais elle m'a mis à même, ce qui valait mieux pour mon évolution, de m'orienter vers la voie spiritualiste et théosophique.

Pendant les premiers jours de mon séjour au sanatorium j'avais, suivant la règle, énormément maigri ; de 75 kilos, j'étais tombé à 55, alors qu'aujourd'hui j'atteins 100 kilos, et mon aspect était devenu tout à fait misérable ; puis la reprise se fit bien, en sortant du sanatorium j'avais dépassé mon poids d'entrée et mon teint était redevenu excellent, de telle sorte que les personnes, qui me voyaient et qui ne me jugeaient que d'après l'apparence, prononçaient le mot de résurrection. Mais cette résurrection n'était qu'apparente ; quand en octobre je voulus reprendre mes occupations j'en fus totalement incapable. Au bout de huit jours je fus obligé de repartir à la campagne où je restais pendant une année entière au repos complet.

En octobre 1899 je pus reprendre quelques consultations chez moi ; toute mon activité dût se borner à cela. J'eus recours aux piqûres de sérum, qui me faisaient beaucoup de bien. Mais aussitôt que je voulais forcer un peu mon travail, je ne dormais plus,

je ne mangeais plus... la vie semblait s'arrêter en
moi.

En 1900, sous l'influence d'un conseil pernicieux,
j'eus recours au bicarbonate de soude à assez forte
dose et comme complément j'allais faire une saison à
Vichy. Le résultat, qui avait d'abord paru bon, fut
déplorable, j'eus en octobre une crise de neurasthénie assez violente, dont je ne sortis que par une
cure de Weir Mitchel (suralimentation) de deux
mois environ, suivis d'un séjour à Davos en Suisse.

En Suisse j'avais entendu parler d'un empirique
Rikli, qui dans les montagnes de la Carniole, pays
lointain et perdu, obtenait avec les bains d'air et
de soleil de véritables résurrections dans beaucoup
d'états nerveux. Résolu à tout tenter pour arriver à
cette guérison, dont j'avais encore l'espoir, je partis en juillet 1901 chez Rikli à Veldès, dans ce mas-
sif des Alpes qui surmonte à une certaine distance
l'Adriatique.

La méthode de Rikli m'intéressa vivement au
point de vue scientifique ; mais je me trouvais là
complètement dépaysé, personne ne parlait français,
les malades étaient soumis à une nourriture végé-
tarienne grossière, pour laquelle je n'avais aucune
appétence. Aussi le résultat fut-il mauvais pour moi
bien que les bains d'air aient paru me réussir, car
je ne pouvais supporter les bains de soleil et je partis après un mois environ de séjour, sentant que si
je restais davantage, j'allais avoir une nouvelle crise

de neurasthénie analogue à celle du mois d'octobre précédent, et j'étais particulièrement effrayé de la perspective de cette crise à Veldès où tout me faisait défaut pour une cure rationnelle.

Je revins en Suisse et y expérimentai divers sanatoria, dont ce pays est si riche, avec des résultats divers mais peu appréciables quant à l'amélioration de mon état, je voulais tout voir, tout connaître ; je mettais toute mon énergie à la conquête si convoitée de la guérison.

Le résultat de toutes mes expériences et de toutes mes recherches fut que le meilleur traitement pour mon état de faiblesse, que chacun interprétait un peu à sa guise, pour soutenir la méthode qu'il préconisait, était une vie tranquille, sans fatigue ni préoccupation, avec nourriture fortifiante et en même temps facilement digestible, tout en ayant recours à diverses piqûres fortifiantes, dont le sérum et l'eau de mer constituaient les principales.

Si Veldès n'avait eu pour moi qu'une fâcheuse influence au point de vue physique, il en fut tout autrement au moral, car c'est là, dans des circonstances assez singulières que je fis connaissance avec la théosophie, qui modifia si profondément mon être et ma vie.

Elevé dans des idées catholiques étroites, je ne tardais pas, au lycée, par les contacts de la science à perdre ma foi. Les catholiques prétendent que la

science et la foi peuvent marcher d'accord, et qu'elle
ne sont nullement incompatibles. C'est vrai quand
on subordonne la science à la foi, mais faux dans le
cas contraire, c'est-à-dire quand on veut subordon-
ner la foi à la science.

Après quelques mois de séjour à Paris, où le
milieu enseignant de l'Ecole de médecine est essentiellement matérialiste, mes idées se mirent tout à
fait à l'unisson. Je devins matérialiste convaincu,
avec Epicure comme idéal de morale, mais un épi-
curisme où la science et l'ambition occupaient la
première place.

Le travail et l'ambition me tinrent lieu de philosophie et de religion, jusqu'au déclin de ma santé.

Le jour où il me devint impossible de travailler,
et où mon ambition fut ébranlée par contre-coup,
je compris que le matérialisme et l'Epicurisme
étaient des doctrines incomplètes, et qu'en cherchant
je trouverais mieux dans la vie.

L'idée de Dieu, de l'au-delà, et d'une vie dans cet
au-delà, recommença à m'envahir l'esprit.

En 1900 mon milieu mental s'était nettement modifié, l'athéisme n'existait plus en moi et j'étais spiritualiste. Je commençai à comprendre le Christ, la
nécessité de la douleur, et l'*Imitation de Jésus-
Christ* devint un de mes livres de chevet.

Toutefois les enseignements et les pratiques de la
religion catholique me répugnaient. Dieu existait,
cela ne faisait plus de doute pour moi, mais je sen-

tais que les catholiques étaient dans l'erreur, quand ils abordaient l'explication de la nature ; j'étais révolté par la naïveté, le vague et l'enfantillage, qui émanaient de toute leur doctrine. Enfin leur culte, leurs sacrements et tout le fatras liturgique dans lequel ils se complaisent, étaient pour moi lettre morte et me semblaient complètement inutiles.

J'en étais là de mon évolution mentale, voulant Dieu mais ne le trouvant pas tel que je le désirais dans le catholicisme, ni dans le protestantisme, qui ne diffère du catholicisme que par des points de détail, quand, à Veldès, je fus mis par mon traitement, au contact avec un groupe de théosophes hollandais ; l'un d'eux m'exposa les principales vérités de la théosophie, en nous promenant dans le costume d'Adam sur les gazons de l'établissement de Rikli.

Les études théosophiques, que je ne manquais pas de poursuivre à la suite de cette première initiation, me confirmèrent dans cette doctrine qui donnait toute satisfaction aux questions qui me hantaient depuis un certain temps... et à partir de cette époque je suis resté profondément attaché à cette science, quoique me tenant à l'écart des exagérations et des hypothèses dont certaines personnes l'entourent.

De 1901 à 1907 je restai à Paris, continuant quelques occupations médicales très limitées et prenant des vacances fréquentes.

Espérant toujours me relever, encouragé par mes

confrères et amis, j'essayais les moyens les plus divers, frappant un peu à toutes les portes qui pouvaient être celles de la guérison.

C'est ainsi que j'eus recours à toutes les injections cutanées, préconisées à ce moment, et elles étaient nombreuses : sérums divers, eau de mer, cacodylates, glycérophosphates, sérum névrosténique, huile camphrée, fers divers, staphylase, myogénol, histogénol, sérums colorés, strychnine...

J'énumérerai encore quelques-unes des nombreuses tentatives faites en divers sens :

Lavage de l'estomac, dyspeptine, piperazine, nectols, élixirs digestifs, suraliments variés, surmastication, amylogènes.

Magnésie, sels de Carlsbad, alcalins inabsorbables, antiseptiques divers, petites doses de sulfate de soude.

Levures Malzeville, Debacker, Couturieux, ferments Zevor et Lab, lactimase.

Régime lacté intermittent, végétarisme, malts divers.

Gymnastique Zander, massage, hydrothérapie, automobile, bains de lumières, électricité sous diverses formes, radiothérapie, inhalations d'oxygène.

Homéopathie : gelsemium, passiflora, strychnine, fer, phosphore, coffea.

Parmi ces divers moyens, les fatiguants, tels qu'auto, gymnastique, entraînements divers se sont montrés nettement préjudiciables, la plupart des autres ont été sans influence appréciable ou durable, plutôt défavorables par la fatigue résultant de leur emploi. Je n'ai conservé de ces divers moyens que l'usage de ferment digestifs (œmase Couturieux), les piqûres d'eau de mer ou sérum analogue mais à petites doses, les piqûres d'huile camphrée par intermittences lointaines.

D'une façon générale ce n'est pas le traitement physique qui m'a été le plus salutaire, c'est le moral, non la psychothérapie ou suggestion telle qu'on l'emploie pour les hystériques, qui n'avait aucune prise sur ma mentalité, mais plutôt la direction morale, et voici à cet égard comment je puis résumer le résultat des conseils qui m'ont été donnés ou des lectures faites à ce sujet.

Les Ecueils du nerveux et plus particulièrement du neurasthénique sont au nombre de trois ; il est :

Fatiguo-excitable

Emoto-sensitif

Impressionno-suggestible.

1° Fatiguo-excitable. Le nerveux se fatigue vite, et cette fatigue le rend excitable, irritable.

Il y a trois fatigues : la normale, dont le résultat est de nous calmer et fortifier — l'anormale qui aboutit à l'excitation et à l'impatience — la maladive qui crée des troubles corporels et physiques. C'est la seconde dont il est question ici, la plus habituelle chez moi.

Ce genre de fatigue est très fréquent chez les citadins et les surmenés, qui sont constamment en mouvement, dormant mal, ne pouvant goûter un instant de repos, assoiffés d'actions et d'excitations ; la crise dure un certain temps, et après elle survient une période de dépression.

Dans cette phase d'excitation, souvent agréable, on a des idées de grandeur, on devient entreprenant, et on se laisse entraîner parfois beaucoup trop loin, ainsi qu'on le voit nettement quand survient la dépression.

Le nerveux doit connaître ces phases de son tempérament qu'il arrivera facilement à déceler, alors qu'il est averti et veut en éviter les dangers. Il devra les combattre par le *calme systématique*, en s'imposant des phases de repos et d'inaction, qui le conduiront au résultat désiré.

2° Emoto-sensitif. Le nerveux est sensible et s'émotionne facilement. Tous les sentiments le font vibrer à l'excès ; il se laisse aller d'une façon désordonnée à la joie ou à la douleur. Cet état est favorable à nombre d'auteurs et d'artistes, qui y puisent les éléments dont ils font leurs œuvres ; mais il est préjudiciable à ceux, qui par cet excès de vibration s'épuisent, et qui se laissent, sous l'influence de l'émotion, entraîner à des paroles et des actions qu'ils regrettent par la suite. Il est souvent difficile de réagir contre cette tendance, toutefois celui qui en reconnaîtra pour lui les inconvénients devra en éviter, autant que possible les causes, et cultiver une *froideur systématique*; prendre pour idéal ces gens du Nord, qui restent impassibles aux vagues et tempêtes de la vie ; se condamner un peu à vivre au milieu d'eux ; l'écueil étant signalé, chacun y remédiera d'ailleurs suivant ses idées.

3° Impressionno-suggestible. Le nerveux, très impressionnable, se laisse suggestionner par son entourage ; il devient gai au milieu de la gaieté, triste au milieu de la tristesse ; ce n'est pas chez lui une apparence, mais une réalité très profonde et intime, qui modifie toute sa manière d'être. Son imagination, d'habitude très vive, s'éveille facilement à toutes les conversations, lectures, au contact de toute idée quelle qu'en soit l'origine... Aussi son esprit devient-il souvent le creuset où se forment mille projets, et qui se succèdent rapidement d'une semaine à l'autre, parfois d'un jour à l'autre. Ce kaléidoscope est très fâcheux pour la régularité et la continuité de la vie. L'homme qui enfante un nouveau projet toutes les semaines, parfois plus souvent, quelle que soit sa valeur, ne peut faire rien de bon, car il quitte l'œuvre de la veille pour celle du lendemain, et n'achève jamais rien ; sa vie se compose de conceptions, mais n'aboutit pas à une réalisation. Peu concevoir, et bien finir tout ce qu'on a conçu, est l'idéal contraire que doit s'imposer celui qui est atteint de ce défaut... se condamnant ainsi à une *stabilité systématique* dans ses entreprises.

En résumé... à chaque écueil son rémède.

Pour le fatiguo-excitable . . . . le calme-systématique
 — l'émoto-sensitif . . . . . la froideur   —
 — l'impressionno‑suggestible. la stabilité.   —

Tel sont les trois écueils que je me suis constamment efforcé d'éviter par une éducation de moi-même, aussi continue et suivie que possible, et grâce à laquelle ma santé s'est améliorée plus que par tout autre moyen, tout en n'oubliant pas la *légende de la Croix*, dont j'oublie la provenance.

Une jeune fille, dit cette légende, trouvant sa croix trop lourde vint à l'enclos où toutes sont en réserve et s'adressant au gardien lui demanda d'en choisir à la place de la sienne, une autre, plus légère. — Volontiers, lui fut-il répondu, examinez et choisissez. — Elle examina attentivement et revint toute triste auprès du gardien, je reprends, dit-elle, la mienne, car malgré toutes mes recherches, c'est décidément la moins lourde.

Personne sur terre n'est content de sa croix et cependant que faire ? Il faut se résigner à la porter. La résignation donne beaucoup de force et de courage et nous aide avec l'espoir de l'au-delà à accepter notre tâche pénible.

La nervosité est une croix, qui rend l'existence terriblement difficile, à des degrés divers ; bien peu l'acceptent avec résignation. Les uns se bourrent de remèdes, d'autres se soumettent aux traitements les plus variés, et la plupart après une longue expérience se résignent à vivre en bonne intelligence avec leur ennemie, reconnaissant que c'est le meilleur parti à prendre.

La nervosité est une croix, n'essayons pas d'en changer, nous pourrions tomber plus mal. Chacun sa croix.

Grâce à cette hygiène morale je pus jusqu'en 1907 continuer, tant bien que mal, ma vie parisienne, mais à ce moment, voyant que ma santé ne se rétablissait pas suffisamment pour me permettre de séjourner utilement ou agréablement à Paris, je résolus malgré les avis contraires de mes amis de quitter la capitale complètement, et d'aller vivre dans les altitudes suisses ou chez moi à la campagne, ou ma présence devenait nécessaire par suite de la mort récente de ma mère.

De 1907 à 1910 je passai une grande partie de mon temps en Suisse, ou en diverses villégiatures, me sentant mieux, plus gai, heureux de ma décision qui me donnait une grande liberté d'esprit, mais mon cerveau restait encore rebelle au travail, ou ne me permettait guère de lire plus d'une heure par jour ; mes fonctions digestives toutefois se rétablissaient progressivement et me laissaient revenir par étapes à une alimentation normale. Je ne souffrais nullement du désœuvrement dont on m'avait tant effrayé, et le trouvai au contraire fort agréable et reposant.

En 1910, sans autre cause appréciable qu'un voyage long et fatiguant, j'eus une nouvelle crise de neurasthénie qui commença pendant les chaleurs de juillet pour durer trois mois environ, et qui fut caractérisée par des transpirations abondantes, et du diabète (jusqu'à 117 gr. par 24 h.), avec affaiblissement très prononcé m'obligeant à garder le lit. Traitement : repos. suralimentation. piqûres d'eau de mer et d'huile camphrée.

A partir de ce moment redoutant les voyages et déplacements je restai chez moi à la campagne, entouré de parents dévoués et affectueux, et autant j'ai aimé autrefois voyages et déplacements, autant je suis maintenant devenu stable et casanier, m'organisant une nouvelle vie en rapport avec ma santé.

Me rappelant, dans les fables de La Fontaine, le pot de terre qui part en route avec le pot de fer,

> ... « il n'eut pas fait cent pas. »
« Que par son compagnon il fut mis en éclats. »

... je me suis dit que le nerveux est pot de terre dans la société, et quand il veut lutter avec les pots de fer il ne tarde pas à en éprouver de sérieux dommages. Conscient de sa faiblesse, il doit organiser sa vie en conséquence et ne pas vouloir vivre comme tout le monde. Il aura souvent et beaucoup à souffrir de cette infériorité, mais qu'y faire, son Karma le veut ainsi... Payer sa dette à la faiblesse, son tour viendra d'être fort... dans une autre existence. Toute révolte est superflue... il faut se résigner. Notre être se compose de trois éléments, la matière (constitution), la force (tempérament) et l'intelligence ; quand un de ces éléments est lacunaire, il faut y suppléer par les deux autres.

En conséquence je me suis mis à vivre chez moi, au milieu des montagnes, évitant le plus possible les nombreuses causes de malaises qui se ramènent en général, pour les nerveux, à trois principales que j'ai l'habitude de désigner par les mots : *Fatig. Atmo. Toxir.*

Fatig. — La fatigue peut être d'origine : *a*) musculaire, *b*) intellectuelle, *c*) émotionnelle. C'est aux émotions que revient la part la plus importante sous forme de deuils, perte de fortune, soucis financiers, amour contrarié, ambition déçue, etc.

Atmo. — L'atmosphère agit puissamment sur le nerveux, *a*) humidité, électricité, *b*) vent, variations barométriques, *c*) chaleur et soleil. Les tempéraments délicats sont en quelque sorte de véritables baromètres, qui mieux que tout instrument arrivent à prédire les changements de temps.

Toxir. — Toxiques et Irritants. — Le rein, le foie, le tube digestif, la peau sont nos organes d'élimination. Si leur fonctionnement se fait mal, il en résulte des intoxications, créatrices de nervosité. L'action sur la peau, d'irritants, de caustiques, et les mêmes causes sur le tube digestif avec les aliments indigestes

et les épices en plus, arrivent à des résultats analogues.

*Quand le nerveux cherche la cause de ses souf-
frances, qu'il pense aux 3 compartiments : Fatig.
Atmo. Toxir. Toutefois certaines de ses souffrances
sont spontanées et résultent du fonctionnement même
du système nerveux, qui est anormal.*

Grâce à la discipline et à l'isolement relatif que
je me suis créés, ma vie est devenue supportable,
parfois même je la trouve agréable, toutefois ce n'est
pas sans quelques précautions, car en 1913 j'ai eu
deux étés d'insomnies pénibles, que j'attribuais aux
grandes chaleurs, mais qui après recherches atten-
tives ont paru devoir se rattacher à l'usage de charcuterie, dont je faisais abus,... botulisme, dont le
changement de régime m'a débarrassé.

En 1914 est arrivé la terrible guerre mondiale
qui a tout bouleversé, surtout les mentalités pho-
biques comme la mienne ; j'y ai remédié dans la
mesure du possible par la suppression du journal,
porteur de toutes les nouvelles qui entretiennent
phobies et cauchemars, et appliquant plus que jamais le principe que l'asthénique à trois ennemis
qui empoisonnent sa vie et dont il doit se garantir
avec soin : Le journal, le café, le tabac. Il y a longtemps que je les ai supprimés de mon existence.
Mais depuis la guerre j'ai été plus particulièrement
rigoureux envers le journal.

Aujourd'hui… (1919) à mes 64 ans j'ignore ce que me réserve ma fin de vie, mais quoi qu'il arrive je vais avec plus de sérénité vers l'avenir que je ne retournerais vers le passé !

Fin de l'observation du D^r K.

CONCLUSIONS

De l'observation de Docteur K. je crois pouvoir tirer les conclusions suivantes, qui seront celles mêmes de ce chapitre sur la neurasthénie.

1. Bien que jouissant dans sa jeunesse d'une excellente santé et des attributs de la force, K. de par son hérédité était voué à l'asthénie et les accès de tristesse dont il était souvent atteint indiquaient à cette époque un manque d'équilibre nerveux.

2. Un médecin perspicace aurait pu lui dire, au début de sa carrière : Modérez vos désirs, sans quoi vous sombrerez ; n'essayez pas de monter trop haut, sinon vous tomberez. Combien serait utile pareil conseil pour beaucoup qui n'écoutent que leur ambition.

3. . « Chacun à sa place » telle serait la meilleure devise à adopter pour l'harmonie sociale en général, et la santé de chaque personne en particulier ;

si K. avait été moins ambitieux et avait su s'arrêter à temps, sa vie aurait été beaucoup moins pénible.

4. L'ictère dont il fut atteint en 1893 était une des premières manifestations de la neurasthénie ; cette maladie, qu'on voit chez les surmenés, devrait toujours être suivie d'une modération dans l'activité.

5. Les crises gastriques, qui survinrent en 1894 et conduisirent à l'usage de la morphine semblent avoir eu pour siège le plexus solaire, analogues dans leur genre aux crises cérébro-cardiaques de la mère, mais à localisation différente ; les neurasthéniques peuvent ainsi présenter des crises douloureuses à sièges variés.

6. Si elles avaient été traitées par l'hydrothérapie, le repos, le séjour dans l'altitude, la suralimentation, en un mot par un traitement roborant bien conduit, mais *suffisamment prolongé*, elles auraient guéri ; seulement il fallait quitter Paris et ses occupations pendant un temps suffisant ; peu de médecins oseraient imposer pareille solution à un client en cette situation.

7. La morphine a amené leur cessation, mais elle a créé à leur place un état beaucoup plus grave, s'accompagnant d'une déchéance prononcée de toute la santé, qui par la suite a été très longue à se rétablir ; on peut dire que sans la morphinonanie le rétablissement n'aurait duré qu'un tiers ou un quart de ce temps, et aurait été beaucoup moins pénible.

8. Chez les asthéniques il faut être très sobre de

médicaments, surtout en piqûres, parce qu'ils traumatisent davantage le système nerveux et l'éthérique ; il aurait mieux valu pour K. aucune piqûre, sauf accidentellement de sérum minéral ou de l'huile camphrée dans les moments de grande dépression.

9. Tous les médicaments dits roborants sont un leurre ; ce sont des excitants, qui après leur action laissent un état de dépression d'autant plus prononcé que l'usage en a été plus prolongé ; je ne ferai ici exception que pour les levures et quelques médicaments homéopathiques, mais dont il faut être parcimonieux.

10. Cette observation nous montre comment l'asthénie, plaçant la mentalité dans des conditions spéciales, en fait une maladie essentiellement évolutive ; c'est ainsi que K. après être resté longtemps matérialiste est devenu théosophe, pour son grand bien d'ailleurs.

11. Les médecins se sont escrimés à le guérir d'après leurs procédés habituels, mais la maladie poursuivant malgré tout son cours sans se soucier des obstacles matériels qu'on tenta de lui opposer, a dirigé K. vers le chemin de l'intériorisation et de la spiritualité, voie normale de toute évolution élevée.

12. Les Marmoréens, les hommes de marbre, qui marchent superbement dans la vie, écrasant les faibles sous leur force, et jouissant tranquillement de toutes les joies épicuriennes, se rient de l'asthénique,

et de ses misères ; ils ont tort, car le jour de la mort son bagage est bien plus riche que le leur.

13. Le nerveux, asthénique, ou hystérique, est un être essentiellement changeant et oscillant, passant avec une alternance et durée variables, par des phases de pression et de dépression, excitation et tristesse ; c'est pour lui la *loi du rythme*, qu'il doit bien connaître pour régler sa vie en conséquence.

14. En dépression, il ne faut pas se décourager, mais patienter et attendre, se disant que les bons moments reviendront. En pression, travailler, avancer sa besogne, chercher la vérité et la fixer pour les moments d'obscurité. D'une façon générale, aller toujours droit devant soi, sans perdre de vue son idéal.

15. Le mariage pour l'asthénique (homme ou femme) est très discuté. Question de degré ; certains asthéniques s'en trouvent bien, mais dans les formes accentuées le célibat est prudent ; K, aurait fait vraisemblablement un mauvais mari et ses enfants auraient été de triste santé.

16. L'asthénie peut prendre des aspects très variés ; elle est un véritable kaléidoscope qui se présente sous des noms très divers et qui souvent la rendent méconnaissable ; telle la nervosité des jeunes et vieilles filles, de l'instauration menstruelle, ou de la ménopause, des stériles, des célibataires, des contrariés, des surmenés, des persécutés, des abandonnés, des intoxiqués, des ruinés... etc...

17.   Sous ces aspects divers elle reste un épuisement, un manque de force, dont le vrai traitement
serait la « Pranathérapie » qui consisterait à faire
pénétrer en nous le prana, ou force vitale, qui y
manque ; cette action est d'ailleurs celle du magnétisme, seulement les vrais magnétiseurs sont rares,
et ne sauraient suffire à l'immense légion des asthéniques.

18.   Jusqu'à nouvel ordre le véritable traitement
de l'asthénie, si on excepte les cas qui dépendent de
l'hystérie et qui sont justiciables de la psycothérapie,
est la trinité constituée par : 1° Physiothérapie —
2° Hygiène (y compris la suralimentation) — 3° Repos. — Se méfier de tous les autres moyens qui touchent au domaine du mirage ou du charlatanisme.

CHAPITRE VII

LÉSION

Ne perdons pas de vue la nature essentielle des trois grandes classes de maladies, qui se divisent la pathologie, à savoir : Hystérie, Asthénie, Lésion. (chap. III.)

Dans l'hystérie les communications nerveuses sont plus ou moins interrompues. Dans l'asthénie, le fluide vital ou prana fait partiellement défaut. Dans la lésion, un organe est altéré, et son vice de fonctionnement retentit sur la santé générale.

Notre organisme est comme un réseau télégraphique, qui peut se détraquer de trois façons : — soit parce que la communication est interrompue en un point quelconque... c'est l'hystérie — soit parce que la pile ne fournit pas la quantité suffisante de fluide électrique... c'est l'asthénie — soit enfin parce qu'un des appareils a été brisé... c'est la lésion.

Au médecin de savoir faire le diagnostic exact de la cause, car le remède n'amène le rétablissement que s'il redresse le vice de fonctionnement. Tant que la thérapeutique va à l'aveuglette, s'adressant à des

« peut-être », la guérison ne se produit pas ; elle n'a lieu que quand le siège du mal est précisé, et le remède voulu appliqué, pourvu que la réparation soit possible.

La tâche que je me propose, dans ce chapitre « Lésion » n'est pas d'expliquer les nombreuses maladies dont l'ensemble constitue ce groupe ; et dont j'ai donné le classement Ch. III, p. 95 ; il faudrait un véritable traité de pathologie et transformer le lecteur en étudiant en médecine ; je désire simplement, conformément à l'esprit de tout l'ouvrage, montrer que dans tout mal dont on peut être atteint il faut toujours penser à sa triple origine possible : Hystérie, Asthénie, Lésion.

Cette préoccupation constante est nécessaire pour arriver à faire de la bonne thérapeutique ; afin d'arrêter un mal il faut remonter à sa source, et les médecins qui n'adoptent pas cette ligne de conduite, ne peuvent être que des empiriques, allant à l'aveuglette, sortes de formulaires vivants, où le nom d'une maladie déclanche une prescription médicamenteuse plus ou moins fantaisiste.

Quand on consulte un médecin, après lui avoir demandé le diagnostic, il faut ne jamais oublier d'ajouter comme complément :

Pouvez-vous me dire de quelle nature est le mal dont je suis atteint ? Est-il hystérique, asthénique ou lésionnaire ?

Si le médecin ne répond pas à cette question ou

n'en comprend pas l'importance, je ne vous conseille pas de lui accorder votre confiance... allez plutôt à celui qui vous donnera satisfaction sur ce point, car il est vraisemblablement plus capable de vous soulager et de vous guérir.

Ce chapitre, intitulé « Lésion » pour faire pendant aux deux précédents, car à eux trois ils résument toute la pathologie, bien que partiellement consacré au sujet dont il porte le titre, sera donc, avant tout, une esquisse seméiologique, c'est-à-dire que prenant un symptôme il montrera comment il faut s'habituer en toute circonstance à préciser la cause, car c'est par cette détermination que se fera la meilleure thérapeutique. Je ne prendrai ici que quelques exemples, entremêlés d'articles complémentaires, qui n'ayant pu trouver place ailleurs, intéressent cependant le lecteur d'une façon particulière, le tout formant le répertoire alphabétique qui suit. Avec ce guide tout lecteur, qu'il soit médecin ou non, pourra comprendre qu'elle est *l'idée générale* qui doit présider au traitement des maladies.

RÉPERTOIRE

Albuminurie. — L'albuminurie comme le diabète et tous les troubles secrétoires, peut avoir une triple origine : hystérique, asthénique ou lésionnaire — l'origine hystérique est d'ailleurs seule contestée à l'heure actuelle, parce que cette maladie n'est pas envisagée sous son jour véritable ; quand elle sera bien comprise dans sa nature, les doutes se dissiperont, et la thérapeutique entrera dans une voie féconde. Comme cas de diabète asthénique, citons en passant l'observation du Dr K. (p. 201).

Anxiété. — L'anxiété est un état d'esprit, dans lequel nous trouvons la vie désagréable, et désirons la modifier ou même la quitter ; elle présente divers degrés depuis le simple malaise jusqu'à celui qui rend le suicide inévitable.

On la rencontre avec la neurasthénie, l'hystérie et diverses lésions, mais quelle que soit la cause elle paraît dûe à un manque de prana dans le cerveau ; elle est une *panne cérébrale*, qui survient par crises et dure plus ou moins longtemps.

Le traitement varie naturellement avec la cause et un spécialiste aura seul l'autorité nécessaire pour se prononcer dans chaque cas particulier... mais d'une façon générale c'est le repos qui réussit le mieux, car il répare notre faillite de prana... en conséquence que l'anxieux se repose... se recueille... répare ses forces, c'est la meilleure voie de guérison.

Colère. — L'irritabilité est la mère de la colère, qui est constituée par un mouvement violent du corps astral contre une idée antipathique : elle est donc caractérisée par un manque de maîtrise de notre être supérieur sur l'inférieur.

La colère, au moins l'involontaire, est un signe d'infériorité ; chacun de nous doit s'étudier à cet égard et arriver à se connaître pour arriver à s'éduquer.

Le traitement de la colère varie suivant la nature (hystérique, asthénique, lésionnaire) du sujet.

Avec un lésionnaire, soigner la lésion.

Avec un hystérique, la suggestion pourra être souveraine et aura en tout cas une influence salutaire.

Avec un asthénique, voici ce que m'a enseigné mon expérience personnelle :

Enfant, mes colères étaient fréquentes, je m'irritais surtout contre les principes d'une discipline étroite qu'on voulait m'imposer, mais respectueux envers mes parents et éducateurs, je dissimulais, craignant d'ailleurs que mes révoltes n'aient qu'un résultat, celui d'aggraver le mal dont je souffrais. — Etudiant, je fus éduqué au milieu des colères de mes maîtres ; devenu chef de service, j'adoptais le même système ; mais au bout d'un certain temps l'expérience et la réflexion me démontrèrent que j'avais tort. — Ma conclusion fut la suivante :

Il y a deux espèces de colère, celle où l'homme reste maître de lui, sachant ce qu'il dit et ce qu'il fait, et celle où il perd cette maîtrise, absolument dominé par la force qu'il a déchaînée.

Cette dernière est toujours mauvaise, car au lieu d'être une force elle dénote la faiblesse et a des inconvénients multiples ; la première est quelquefois

*bonne, nécessaire, mais elle ne conserve son efficacité,
que si on l'emploie rarement.*

Petit à petit, j'ai éduqué mon être dans ce sens,
mais sans arriver toutefois à me posséder autant que
je l'aurais désiré — et je suis resté impuissant à empêcher mes *colères intérieures* qui ne sont, il est vrai,
pénibles que pour moi-même.

Ces colères ont pour cause extérieure (objective)
l'influence de personnes ou idées antipathiques —
pour causes intérieures (subjectives) la triade du
nerveux, indiquée par le Dr K. (p. 202) : Fatig. Atmo.
Toxir, c'est-à-dire fatigue, conditions atmosphériques,
et action des aliments indigestes, toxiques, irritants.

Pour les atténuer, le traitement qui m'a le mieux
réussi, comme à beaucoup d'autres nerveux est :

... *L'isolement, c'est-à-dire l'éloignement des personnes et idées antipathiques — Pour les personnes
incapables de supporter l'isolement... changement de
milieu.*

... *Eviter la fatigue — Ne pas se soumettre aux
conditions atmosphériques défavorables : humidité,
vent, soleil intense. — Surveiller son alimentation,
suivant les préceptes que chacun est arrivé à reconnaître les meilleurs pour lui-même, variables d'ailleurs
pour chaque personne.*

... *L'hydrothérapie, sous ses diverses formes, surtout en été, drap mouillé, lotions, tubs, douches, emploi suivant le cas de l'eau froide, chaude ou tiède, est
en général un adjuvant fort utile.*

Constipation. — Si vous êtes constipé *ne prenez jamais de laxatifs*, car le laxatif est le cambrioleur de l'intestin. Où il a passé vous pouvez être sûr que la fonction intestinale est démolie. J'entends par laxatif le petit purgatif qu'on s'habitue à ingérer le soir en se couchant, ou le matin en se levant, pour un résultat douze à quatorze heures après. Vous avez droit à un purgatif rare, une fois par an par exemple, mais au laxatif jamais.

Suivez un régime, faites de l'exercice, du massage, de la gymnastique, tous les moyens extérieurs que vous voudrez, mais jamais de médicaments ni par le haut, ni par le bas.

Comment pas même un lavement d'eau pure ! Je me rappelle l'étonnement d'une cliente à qui je le déconseillais. « Mais, Docteur, j'en prends un tous les matins, comme je me lave la bouche, par propreté ! » Cette réflexion me revint souvent à l'esprit, et je me demandais si elle n'avait pas raison. Qu'en pensez vous ? Ma conclusion fut que pour le bas il suffisait de nettoyer la devanture, et que l'hygiène n'en exigeait pas davantage.

Oui... c'est très bien... mais comment guérir sa constipation ? Remarquez qu'avec les laxatifs vous ne la guérissez pas, vous en éloignez l'échéance. — Voilà tout... et quand vous cessez vos laxatifs vous êtes beaucoup plus malade qu'avant. — Donc mieux vaut ne pas commencer.

Si le régime, l'hygiène, les moyens extérieurs ne

suffisent pas, résignez-vous à vivre avec votre constipation. Laissez votre intestin tranquille, s'il fonctionne mal, tant pis... il faut vivre avec ses ennemis, on n'en meurt pas.

Présentez-vous à la selle à des heures régulières, deux ou trois fois par jour, c'est une excellente suggestion pour le tube digestif que les hystériques feront bien de tenter. Si votre intestin a des caprices, obéissez-lui, car si on laisse passer l'occasion favorable, souvent elle se laisse désirer longtemps, et vivez sans vous en tourmenter.

Si vous êtes constipé... c'est que

> Vous en avez pris l'habitude ;
> Vous ne faites pas assez d'exercice ;
> Vous travaillez trop de tête ;
> Vous ne vous nourrissez pas convenablement ;
> Vous prenez trop d'excitants.

Remédiez à ces diverses causes, ou à celles que que votre médecin vous signalera, après un examen attentif, et vous irez mieux.

Les prétendus inconvénients de la constipation sont très grossis par l'imagination des nerveux, qui lui attribuent la plupart de leurs malaises. On met tout sur son compte, et alors ce maudit intestin devient à tort le cauchemar de la vie ! Vous vous trompez, la constipation a certains inconvénients mais moins que vous ne croyez et surtout beaucoup moins que les laxatifs, aussi entre deux maux vaut-il mieux choisir le moindre.

Conclusion. — *En cas de constipation, ne prenez pas de laxatif. Ayez recours au régime, à l'hygiène et aux moyens externes. Si vous ne pouvez la guérir, vivez avec elle en bonne intelligence, c'est la solution la plus sûre.*

Contrastes. — Un de mes amis, végétarien, supportait parfaitement son régime, à la condition de s'offrir de temps en temps un bon gigot, ou plat analogue, pour calmer ses fringales.

Ce besoin de changement ou de variété se manifeste un peu dans tous les domaines de la vie.

Le peintre va de temps en temps *se rincer l'œil*, et le musicien *se rafraîchir l'oreille*, en quittant leur art pendant quelques heures ou quelques jours.

L'étudiant, courbé toute la semaine sur ses livres, éprouve de loin en loin le désir d'une bonne partie de plaisir, qui le remet d'aplomb pour recommencer ses études.

S'il est, par exception, quelques Parisiens qui ne peuvent quitter leur ville sans être malades, la plupart se réjouissent d'une fugue tous les trois mois environ.

Conclusion. — *Le sage qui sait se contenter d'une vie monotone, est l'exception. La plupart des tempéraments ont besoin de variété dans la vie ; il serait nuisible et malsain de les leur refuser.*

Éliminer. — Chez les hypersthéniques, en général fort actifs, la santé reste bonne, tant que l'élimination se fait bien ; mais quand elle baisse, l'intoxication survient et se manifeste par divers symptômes. Tant que Napoléon fut jeune [1] ses grandes randonnées lui réussissaient, quand il commença à vieillir, à Leipzig, Moscou, à son retour de l'île d'Elbe, la fatigue amenait des accès de toux, de sueurs, des crises de cystite, une surexcitation nerveuse souvent difficile à calmer.

Chez l'asthénique l'élimination est volontiers défectueuse et demande à être particulièrement surveillée. Tout empoisonnement, toute intoxication du sang rendent nerveux, et se manifestent par des troubles divers, que la plupart du temps on ne sait expliquer : toux, diarrhée, cystite, démangeaisons, eczéma, irritabilité..... etc. Ce sont les « humeurs peccantes » du temps de Molière ; les noms sont changés mais la doctrine reste la même.

L'asthénique, et la plupart le deviennent avec l'âge, ne doit ingérer que le nécessaire en quantité, surveiller attentivement la qualité, ne pas se fatiguer, ne pas se refroidir :..... n'amoindrir ses forces par aucune dépense inutile,... bien régler son budget d'entretien et d'excitants... c'est de la sorte qu'il ira le mieux.

Avec nos aliments nous absorbons, surtout quand ils ne sont pas frais, quantité de poisons ; ces mêmes aliments se décomposent par la digestion en

---

1. F. Masson. *La chute du Titan*, ann. pol et litt. 4. 1914.

deux parties, une qui doit être absorbée, l'autre expulsée, et qui est en réalité un poison ; enfin les combustions de notre organisme produisent des déchets, qui sont à rejeter au dehors, sous peine d'empoisonnement.

Donc les poisons — 1° de l'alimentation — 2° de la nutrition — 3° de nos combustions intérieures — doivent être éliminés aussi complètement et rapidement que possible, sous peine de malaise, de maladie et de mort.

Cette élimination se fait par la peau, les reins, les poumons, l'intestin, le foie et toutes les glandes en général... c'est dire l'importance de ces divers organes.

Un grand nombre de médicaments a été préconisé pour faciliter cette élimination, et la réclame déploie toutes ses ressources d'imagination pour attirer à elle les clients. Mieux vaut se fixer comme règle « pas de médicament » et ne recourir qu'à l'hygiène. — Les médicaments augmentent souvent l'intoxication, ce sont des nouveaux poisons qu'on introduit dans le corps, et loin de guérir ils aggravent la situation.

Avant tout songez à votre système nerveux, car c'est lui qui commande les échanges ; si vous êtes un débile à cet égard, ne vous surmenez pas, placez-vous dans les conditions salutaires que tout ce livre s'efforce de vous exposer, ce sera le meilleur mode d'assurer votre élimination.

Éliminer, c'est faire la lessive de son intérieur, seule manière de se rendre sain, frais, dispos et fort.

Ennui. — L'ennui est une des formes de la douleur, caractérisé par un état d'âme, dans lequel la vie paraît désagréable. Il peut dépendre de causes physiques ou morales. Les causes physiques sont plus ou moins toutes les maladies, surtout celles qui réduisent à l'inaction ; les intoxications et les irritations du tube digestif y rentrent pour une grande part. A côté de toutes les causes physiques connues, il en est d'inconnues se résumant la plupart en des *états cérébraux*, qui peuvent aboutir à la mélancolie (v. ce mot) et au suicide. Enfin il y a les causes morales... déceptions, contrariétés, deuils, désharmonies et surtout éloignement de ce qu'on aime, personnes, pays et choses. Sur cette pente on aboutit au *spleen*, qui n'est pas le résultat d'une mauvaise santé mais qui y mène, de telle sorte qu'on tombe malade... jusqu'à en mourir !

Connaître les causes de l'ennui, c'est apprendre à y remédier dans la mesure du possible. Toutefois l'ennui a un but évolutif, comme la douleur, celui de nous aiguillonner pour chercher à nous élever, à sortir de l'état inférieur dans lequel on vit... C'est dans l'Evoluisme, d'une façon générale, qu'on trouvera à cet égard son meilleur remède.

Erotisme. — L'érotisme, c'est-à-dire l'appétence exagérée des plaisirs sexuels, peut dépendre de causes

diverses, mais quelle que soit son origine la fatigue
a sur lui une influence des plus nettes. Toute personne qui se fatigue outre mesure a de l'excitation
sexuelle, et cherche dans la sexualité l'excito-moteur
capable de relever son état de dépression. Elle tombe
d'ailleurs dans un cercle vicieux, car si les plaisirs
génésiques, comme un verre d'alcool ou une piqûre
de morphine, relèvent momentanément les forces, ce
n'est que pour les épuiser plus complètement ensuite.

*Pour tous, mais surtout pour les hystériques et les
asthéniques, l'érotisme est donc à éviter, et quand on
sent son influence croître, avoir soin de l'entraver par
le repos et une sage hygiène.*

Dans ce domaine de l'érotisme, plus terrible que
la sexualité normale est le *plaisir solitaire*, qui peut
être considéré comme un véritable fléau. Dangereux
par sa répétition facile, sous le couvert de l'inco-
gnito, il exerce de grands ravages dans les deux
sexes. L'ébranlement nerveux qu'il cause épuise les
forces, annihile la volonté, détraque l'intelligence et
produit un avilissement plus ou moins complet. Inspirer aux imitateurs d'Onan la honte de leur vice,
telle doit être la tâche des éducateurs. On réussit
parfois ; quand on échoue, parmi les divers remèdes
les deux plus sérieux sont la maladie que provoque
la nature, amenant la crise morale nécessaire et
d'autre part l'entraînement vers une vie utile en con-
formité avec les aptitudes du sujet, de manière à
drainer le courant de l'idéation dans un autre sens.

Faiblesse. — La faiblesse se cache sous des aspects très divers ; on peut dire que tout malade devient faible, et lorsque la maladie est évidente, la pitié entoure celui qui en est atteint ; mais il est des faibles que le public ne comprend pas, ce sont les asthéniques.

Forts et faibles se coudoient constamment dans la vie ;... aux premiers tout est facile, et aux seconds tout au contraire est difficile.

Le fort est comme l'auto de « 100 chevaux » qui marche également bien dans les montées et les descentes... Le faible, avec ses « 8 chevaux » va assez bien dans les descentes... mais dans les montées, c'est toute une affaire.

... On admire le fort, qui, toujours égal, et gai, jamais fatigué, bon compagnon, généreux, aimable avec tous, est toujours prêt à marcher... alors qu'on déteste plus ou moins, ce pauvre nerveux, triste, auquel il ne cesse de manquer quelque chose !

Voilà, comment juge l'humanité... en la plupart des circonstances... sur les apparences, qui la trompent.

Au fond le faible devrait, souvent, être plus admiré que le fort, car il a plus de mérite à vivre sa vie que le fort la sienne... mais il faudra du temps avant que ce genre de jugement pénètre dans la tête des mortels.

La nature a fait l'asthénique pour la souffrance, sa vie est un calvaire, et de quelque côté qu'il se re-

tourne il s'en aperçoit, et se trouve forcé d'accepter
la vie telle... Avec de la religion, de la philosophie,
de l'intelligence, il y arrive... mais qu'il n'essaye
pas de le faire comprendre aux forts, et au public
en général, il perdrait son temps et sa peine. Il doit
se résigner à être incompris et à souffrir... deux
souffrances réunies qui se complètent.

*Le faible peut être un lésionnaire, un asthénique
ou un hystérique. Si lésionnaire, qu'il se confie à un
médecin. Si asthénique, son meilleur parti est de se
résigner sous l'égide de la religion ou d'une bonne
philosophie. Si hystérique, la psychothérapie peut le
guérir ou au moins l'améliorer considérablement.*

Fatigue. — La fatigue est dans certains cas un
manque de force ou de prana, dans d'autres un empoisonnement du sang par excès ou manque d'exercice. Tantôt passagère, ne durant que quelques instants, tantôt durable, constituant alors le *surmenage*,
tantôt, à un 3° degré aboutissant à l'*épuisement*, tels
sont ses trois degrés, dont les deux derniers sont
seuls nuisibles.

Suivant le domaine de notre être dans lequel elle
se déclare on distingue :

la *fatigue physique*, soit de notre appareil loco-
moteur, soit de nos viscères (systèmes circulatoire,
respiratoire, digestif, etc.) ;

la *fatigue émotionnelle*, qui siège dans l'astral,
survenant parfois à la suite d'émotions agréables,

mais le plus souvent d'émotions pénibles. Cette dernière est très déprimante, et conduit assez rapidement aux formes sérieuses de l'asthénie, car l'astral est en nous une des sources principales du prana ;

la *fatigue intellectuelle,* qui résulte d'un travail excessif de la pensée, aboutit quelquefois au surmenage, mais rarement à l'épuisement, à moins qu'elle ne soit doublée de fatigue émotionnelle.

Toute vie, sagement conduite, doit être organisée pour le travail, la fatigue est en quelque sorte notre guide pour sa réglementation, passagère elle n'est qu'un avertissement que nous avons dépassé notre budget, mais il faut soigneusement éviter de tomber dans le surmenage et surtout l'épuisement.

Frilosité. — Les nerveux sont volontiers frileux, surtout les penseurs et les savants. Voltaire avait en toute saison du feu dans son appartement ; il sortait peu, surtout l'hiver et restait souvent toute la journée dans son lit en y travaillant assidûment. On a attribué cette frilosité au manque d'exercice physique ; personnellement frileux j'ai essayé d'y remédier par l'exercice, mais je n'obtenais un résultat appréciable qu'en diminuant considérablement mon travail cérébral ; j'ai d'ailleurs remarqué que c'était plus le repos cérébral que l'exercice qui me réchauffait. Je crois donc que notre calorification dépend de notre force, de notre prana, et que si nous le dépensons à autre chose, notamment en travail cérébral qui en fait une grande consommation, nous devenons frileux.

A chacun de nous à savoir s'il aime mieux rester frileux ou renoncer au travail cérébral ; d'ailleurs sans être radical, on peut établir le budget de son prana de façon à conserver la santé, sans se réduire à l'inaction.

Harmonie. — L'harmonie en nous (Sattva), consiste non seulement à mettre d'accord nos différents corps, de façon à ce qu'ils ne se contredisent pas et obéissent à l'Ego, qui doit être leur chef incontesté... mais aussi à mener une vie qui corresponde à leur degré d'évolution.

Rappelons-nous la fable de la grenouille, qui veut se faire aussi grosse qu'un bœuf, et ne l'imitons pas.

Si... alors que l'égoïsme est encore le fond de notre nature nous voulons nous imposer la vie du Yogi, nous échouerons.

Toutes les fois que l'homme ambitionne une situation au-dessus de son degré évolutif, il tombe malade, la force lui manque pour soutenir cette vie.

Le fait s'observe souvent dans les carrières sociales, alors qu'une injustice a élevé trop haut un employé ; sa santé périclite... et ne redevient bonne que si on le remet à sa place.

The right man... in the right place... évoluisme.

Si nous voulons être et rester *harmonisés*, sachons

donc modérer notre ambition. Il ne faut pas tomber dans la paresse (Tamas), ni se laisser entraîner par la passion (Rajas)... mais savoir rester en un juste milieu (Sattva).

Notre force (morale et intellectuelle) grandit à mesure que nous évoluons ; elle est le résultat de notre développement... suivons-la... en faisant nos efforts pour l'augmenter progressivement et sagement, mais sans rien brusquer.

Hyperacuité sensorielle. — A notre époque l'hyperacuité sensorielle est fréquente. Berthelot, pendant une crise d'asthénie où il ne pouvait dormir, entendait des coups de marteau qu'on croyait imaginaires ; après enquête sérieuse on s'aperçut qu'ils étaient réels, mais avaient lieu huit maisons plus loin. Tous les sens peuvent être affectés ; personnellement, à un moment d'affaiblissement assez prononcé, j'en étais arrivé à distinguer une série de journaux rien qu'à l'odeur du papier, qui était sans doute de fabrication différente, c'était presque un odorat de chien. Chacun pourrait citer de nombreux faits à l'appui de cette hypersensibilité des sens, qui aboutit à de véritables phobies, et qu'il ne faut pas confondre avec les diverses hallucinations dont ils peuvent devenir l'objet : dans l'hyperacuité la sensation est réelle, tandis que dans l'hallucination elle est imaginaire, et ne se passe que dans notre astral, ne répondant à aucune réalité objective.

Chez l'hystérique l'hyperacuité sensorielle pourra être notablement améliorée par la psychothérapie. Chez le lésionnaire le traitement médical de la lésion s'impose. Chez l'asthénique, remonter les forces autant qu'on le pourra, en protégeant l'organe atténué, des vibrations excessives.

Insomnie. — Dormir... c'est mourir un peu, tous les jours ou mieux toutes les nuits, et cette mort intermittente est douce à ceux qui souffrent ! Aussi l'insomnie est-elle pénible, redoutée, doublant en quelque sorte le fardeau de l'existence, et chacun s'ingénie à retrouver le sommeil perdu.

Pour y arriver, commencer par déterminer la nature et la cause de l'insomnie, savoir si elle est hystérique, asthénique ou lésionnaire. S'il y a lésion la direction d'un médecin est indispensable, si l'hystérie est seule en cause la suggestion donnera de bons résultats. En cas d'asthénie, cause particulièrement tenace et fréquente, ne pas oublier les conseils suivants :

Avant tout *pas de médicament*, par quelque voie que ce soit. Le médicament tue le nerveux, mais ne le guérit jamais. A la porte de toutes les pharmacies, surtout les allopathiques qui sont les plus dangereuses, on devrait inscrire : « Défense aux nerveux d'entrer ».

Le médicament, pour l'insomnie, comme pour la constipation et la plupart des symptômes nerveux agit au début, mais après quelques jours l'accoutumance se fait, l'action cesse, et l'état devient pire qu'avant son emploi. Quel qu'il soit, le médicament est un poison, petit ou grand, aussi le nerveux très sensible à son action se débilite à son usage, et comme il élimine mal, il est doublement empoisonné.

D'une façon générale c'est dans l'hygiène et l'hydrothérapie que l'asthénique trouvera le meilleur moyen de combattre ses insomnies.

L'hygiène consiste à proportionner travail et nourriture à ses forces ; toute fatigue chez le nerveux est cause d'insomnie, alors que chez l'homme normal elle produit au contraire le sommeil, antithèse qui trompe bien des personnes.

L'hydrothérapie sous ses diverses formes, lotions, enveloppements, tubs chauds, tièdes ou froids, bains, douches, etc., employée de préférence au début de la nuit et proportionnée à la sensibilité de chaque sujet, donne d'excellents résultats.

En résumé le bon marchand de sommeil ne doit pas vendre de médicaments, mais guérir le lésionnaire par des moyens appropriés, suggestionner l'hystérique, et régler sagement la vie de l'asthénique en l'agrémentant de pratiques hydrothérapiques.

Liberté... Égalité... Fraternité. — Rassurez-vous, je ne fais pas ici de politique... si je réclame la liberté, l'égalité et la fraternité, ce n'est pas pour les citoyens mais pour les organes de notre corps.

Liberté. — Il faut que la circulation se fasse librement sans aucune entrave par vêtement serré ou toute autre cause.

Égalité. — Si certains organes sont très actifs, et d'autres délaissés, il s'établit un manque d'équilibre pernicieux à la santé. Par exemple les Penseurs négligent trop souvent l'exercice ou la distraction, ce qui avait fait dire à Kneip : « Celui qui est riche en connaissances est riche aussi en maladies. »

Fraternité. — Que chaque organe ait son moment d'activité. A l'heure de l'estomac laissez le cerveau au repos. A l'heure du cerveau que les autres organes sommeillent. A l'heure de la promenade qui est celle du muscle, que l'estomac et le cerveau soient tranquilles.

Notre santé ne se maintiendra bonne, que si, pour nos organes, nous savons respecter la devise :
« Liberté... Égalité... Fraternité. »

Loi de l'épine. — La nervosité est le terrain propice à l'éclosion de la douleur. Aussi demandez à un nerveux psychique ou asthénique, s'il souffre, et il est rare qu'il n'indique pas quelque localisation douloureuse.

Les habitués disent « mes rhumatismes » c'est la

désignation à la mode pour toutes les douleurs qu'on ne sait comment classer. En réalité les rhumatismes sont tout autre chose, mais le médecin laisse dire, le plus souvent embarrassé pour donner une autre explication.

Ces douleurs du nerveux se déplacent avec une grande facilité : aujourd'hui lumbago, demain sciatique, après demain névralgie dentaire... migraine... arthralgie, etc., etc. Il y a une *épine douloureuse*, enfoncée en un point du corps, et cette épine se déplace comme mue par un prestidigitateur.

Le nerveux doit souffrir c'est « la loi de l'épine ». D'autre part cette épine est mobile, c'est son caractère, parfois elle disparaît pendant quelque temps puis reparaît brusquement. Tout est caprice chez le nerveux et son épine est comme lui.

Parfois l'épine se dédouble ou se multiplie et au lieu d'une douleur il y en a deux ou plusieurs.

Où siègent ces douleurs? vraisemblablement dans les nerfs, qui existent en somme dans tous les points du corps, ce sont donc *des névralgies*, mais de quelle nature et de quelle cause ?

L'explication ici est difficile comme celle des névralgies sans lésions. Toutefois nous pensons que tout nerf devient douloureux quand il n'est pas chargé de sa quantité normale de fluide nerveux (ou vital). Ce fluide, que la théosophie appelle Prana, est en quelque sorte la source de la vie en nous, il maintient notre état normal. Qu'il manque en un territoire quelconque et la douleur surgit. Ce fluide se déplaçant avec grande facilité, on s'explique la mobilité de la douleur, c'est une sorte de transfert analogue à ceux qu'on opère sur nous à l'aide de puissants aimants.

... Il est rare que le nerveux n'héberge pas une douleur, tantôt à droite ou à gauche de son corps, tantôt en bas ou en haut, tantôt en avant ou en arrière, épine qui lui rappelle constamment la réalité de la souffrance. et dont le mobilité l'étonne parfois ; à chacun son épine, comme à chacun sa croix.

Marche. — De tous les exercices la marche est certainement le meilleur. Elle distrait pourvu qu'on sache varier ses excursions, elle exerce la plupart de nos muscles, nous fait prendre l'air. Chacun peut la proportionner à ses forces, sport léger ou intense à volonté.

Il est beaucoup d'autres exercices, notamment celui de *scier du bois*, utile et hygiénique à la fois, qui met en jeu tous nos muscles mais fatigue assez vite, à réserver pour les tempéraments robustes.

Cependant la marche ne réussit pas à tout le monde, je l'ai essayée pour moi-même à diverses reprises après des crises de dépression, pour me réentraîner à la fatigue. J'ai échoué et me suis toujours bien trouvé du repos, alors que toutes les variétés d'entraînement, même sous la direction d'hommes expérimentés, ne me réussissaient pas.

N'oublions jamais le principe « à chacun son hygiène ». En médecine ce qui réussit à l'un échoue avec l'autre.

Médicaments. — Le médicament est le mirage qui, à notre époque, leurre l'humanité malade. Aussitôt la santé disparue on exige du médecin la drogue, qui doit remettre sur pieds ; celui-ci l'ordonne souvent sans y croire, car s'il la refusait, on le congédierait !... en tout cas elle fait patienter et donne le temps d'arriver... soit à la guérison... soit à la mort.

Pour être clair sur cette question prenons l'exemple d'un médicament « le phosphore » si cher aux intellectuels.

« Sans le phosphore, pas de pensée, pas de vigueur, pas de vie » c'est exact, le phosphore est un des éléments principaux du système nerveux, comme aussi des os et des muscles ; aussi nombre de nerveux, conseillés par leurs médecins, et alléchés par les réclames des pharmaciens font-ils un usage abondant de préparations phosphorées (acide phosphorique, phosphates, hypophosphites, etc.), là commence l'erreur. Le phosphore, d'après la médecine, agit de deux façons : en stimulant les échanges nutritifs (excitant) et en s'incorporant à nos tissus (fortifiant). Or l'expérience nous prouve que le premier rôle, *excitant,* est surtout dû au médicament, tandis que le second fortifiant, est réservé à l'aliment. Autrement

dit le phosphore que la nature nous sert sous forme
d'aliment est fortifiant, tandis que celui que les pharmaciens préparent dans leurs officines sous forme de
médicaments est excitant. On voit toute la différence...
et combien il faut se méfier des analogies que nombre
d'industriels exploitent au bénéfice non de leurs
clients mais d'eux-mêmes. Toute notre nutrition est
fort complexe, et encore fort peu connue, aussi méfions-nous des chimistes, même quand ils sont de
grands et véritables savants, car leurs expériences
de laboratoire ne s'appliquent que d'une façon fort
incomplète à notre organisme vivant. Presque toute
la thérapeutique actuelle est leur œuvre ; on lance
certains médicaments avec grand renfort de réclame,
ils sont à la mode pendant quelques mois ou quelques
années, puis ils disparaissent pour être remplacés
par d'autres. Ce que nous disons ici du phosphore
s'applique à la plupart des médicaments de même
ordre (chlore, sodium, potasse, fer, silice, etc.), nous
avons choisi ce produit, parce qu'il est un des plus
répandus, et que nous jugeons utile de mettre en
garde contre lui ; en conséquence méfions-nous de
la plupart des médicaments, qui d'une façon générale sont plus nuisibles qu'utiles [1].

N'oublions pas que. — 1° Pour l'hystérique les
médicaments sont inutiles, le psycothérapie suffit ;

1. Analogie assez curieuse en agriculture, où la plupart des
engrais chimiques ne sont que des excitants, alors que le fumier
seul est réellement fortifiant pour le sol.

il aurait donc tort de se laisser prendre à toutes les réclames pharmaceutiques.

2° Pour l'asthénique, les deux médications de choix sont la physiothérapie et l'hygiène, et si quelque médicament est jugé indispensable il ne devra être employé que sous forme homéopathique, c'est-à-dire à dose infinitésimale.

3° Pour le lésionnaire, médicamenter est parfois nécessaire, bien qu'on abuse beaucoup de ce moyen, mais il faut recourir le plus possible aux principes contenus naturellement dans les aliments au détriment des produits pharmaceutiques, qui agissent d'une toute autre façon et dont l'action sur l'organisme est loin d'être aussi salutaire.

Quant aux médicaments roborants que réclament avec tant d'instances tous les affaiblis, il n'en existe que deux : le *repos* et l'*alimentation* bien réglés ; tous les autres ne sont que des excitants qui sous des apparences trompeuses conduisent plus ou moins vite à l'épuisement.

Mélancolie..... est un état de tristesse, le plus souvent sans cause appréciable, et qui dépend d'un manque d'irrigation pranique du cerveau. L'anémie de l'organe y est l'état habituel, car prana et sang semblent faire cause commune dans leur circulation. Cet état s'observe soit avec l'hystérie, soit avec l'asthénie, soit avec les lésions ; en général assez facilement curable dans l'hystérie grâce à la psycothérapie, il est plus tenace avec l'asthénie et dépend du degré même de la maladie, mais c'est avec les lésions du cerveau qu'on observe son maximum d'intensité et d'incurabilité, car alors il fait, le plus souvent partie de l'aliénation. Confier la cure de cet état à un médecin spécialiste seul jugé compétent du traitement à appliquer dans chaque cas, mais éviter autant que possible les médicaments, qui ne font en général qu'accentuer le mauvais état cérébral.

Bien se dire qu'on peut être mélancolique tout en étant un être supérieur, chaque pays a eu ses illustres mélancoliques. L'Allemagne, Gœthe ; l'Angleterre, Byron ; la France, Chateaubriand ; l'Italie, Léopardi. C'est une lourde croix à porter, mais qui comme toute douleur aura sa récompense dans une vie ultérieure.

Obésité. — Quand on met un animal au repos, un bœuf par exemple et qu'on le nourrit copieusement, il engraisse, c'est l'obésité physiologique bien connue de tous les éleveurs ; ils préparent ainsi leur bétail pour la boucherie.

Cette obésité existe également pour l'homme, mais pour lui il en est une autre qui est pathologique. L'élimination de notre graisse, qui est un déchet, se fait par combustion. Tant que cette combustion est normale si les autres conditions le sont aussi |nous n'engraissons pas, mais si elle devient défectueuse l'obésité apparaît, tel est son aspect pathologique.

Supposez que dans une ville on ait fait un four pour brûler les détritus, tant qu'il fonctionne normalement tous ces détritus sont consommés, mais si le four marche mal, ils s'accumulent et forment à côté de lui un tas plus ou moins considérable comme la graisse chez l'obèse. Que faire pour l'empêcher : diminuer les détritus, c'est un moyen, mais la santé de la ville en souffrira car ses éléments de vie deviennent insuffisants; réparer le four et en surveiller le fonctionnement, c'est le meilleur moyen quand on le peut.

De même chez l'homme qui est atteint d'obésité pathologique, ne diminuez pas trop la nourriture sans quoi vous le rendrez malade, mais réglez son alimentation de façon à ce qu'il ait la dose suffisante sous un petit volume, facile à digérer, en faisant le moins de détritus possible, d'autre part relevez ses forces d'où dépendent les combustions.

En résumé, chez l'homme normal on évitera l'obésité par une juste proportion de l'alimentation et du travail, chez l'anormal, l'asthénique, régler la nourriture qui devra être assez substantielle pour maintenir la santé, mais de digestion facile, et agir sur les forces du malade non par des médicaments, mais par une sage hygiène, qui n'est autre que celle du neurasthénique en général.

Palpitations. — Comme la plupart des symptômes ou des troubles dont nous sommes susceptibles de souffrir, les palpitations peuvent être d'origine hystérique, asthénique ou lésionnaire. Ne jamais oublier en toute circonstance cette triple origine possible qui conduit à un traitement différent, ne réussissant que s'il est bien adapté au cas envisagé. Ce qui est vrai pour le malfonctionnement du cœur l'est également pour celui du poumon (asthme), du tube digestif (dyspepsie), des reins, du foie, du cerveau, etc.

Phobies. — La phobie est une crainte maladive, c'est-à-dire sans base sérieuse.

On peut en quelque sorte avoir peur de tout, même de la lumière qui nous éclaire et de l'air qu'on respire.

Aussi les spécialistes ont-ils dressé une liste en quelque sorte interminable de toutes les phobies, avec des noms plus ou moins baroques ; l'utilité en est contestable.

Leur origine peut être hystérique, asthénique ou lésionnaire, et réclame dans ces divers cas un traitement différent.

Si vous êtes atteint d'une phobie, consultez le médecin qui a votre confiance ; il vous éclairera sur votre état et vous guidera pour la guérison.

Toutefois je ne voudrais pas quitter ce sujet sans parler des *phobies alimentaires*, si répandues aujourd'hui et dont pour ma part j'ai eu particulièrement à souffrir.

Pendant une crise de neurasthénie, condamné à

la chambre j'étais visité par quelques amis. Mis par mon médecin à un régime substantiel, l'un me disait: il ne faut pas manger trop de viande ni boire du vin, sans quoi un accès de goutte est en perspective. Comment vous buvez de l'eau objectait un autre, et la dilatation de l'estomac ! Evitez les petits pois, me recommandait un troisième, ils donnent des coliques hépatiques, de même que l'oseille et les épinards, qui amènent des coliques néphrétiques... et ainsi de suite.

Naturellement phobique j'en étais arrivé à ne plus rien manger sans appréhension, mes repas étaient devenus un véritable cauchemar.

Que faire ? m'isoler. C'est le parti que je pris, et petit à petit je retrouvai le calme et la santé, sans aucune des complications dont on m'avait menacé.

Si vous êtes impressionnable, suggestionnable, ne donnez pas asile à toutes les opinions que vous rencontrerez sur votre chemin : sachez avoir quelques bons conseillers, mais évitez de causer avec les autres de votre mal. En fait d'alimentatiou mangez ce que vous digérez le plus facilement, et faites table rase de toutes les théories la plupart inventées et répandues par une science incomplète.

Retards. — Quand un effet survient nous sommes toujours disposés à en rechercher la cause dans la période qui le précède immédiatement... c'est très souvent erreur.

Par exemple une crise de fatigue, d'asthénie, ne se déclare souvent que quelques jours, voire même quelques semaines après la cause qui l'a engendrée. Il arrive à nombre de personnes de n'éprouver la fatigue d'une longue course que quinze jours après.

Une de mes clientes a remarqué que toutes les fois qu'elle se fait soigner les dents, elle en éprouve le contre-coup, le plus souvent une extinction de voix, quinze jours après, et quand elle a un ennui, la dépression qui en résulte dans ses forces ne survient qu'après le même temps environ.

Nombre d'épouses qui soignent mari ou enfant malade pendant des semaines, n'en éprouvent le contre-coup que lorsque tout est terminé.

Enfin la nature n'agit-elle pas de même pour le Karma, dont le résultat ne survient souvent qu'après plusieurs années, et peut même sauter d'une vie à l'autre ?

N'oublions donc jamais ces écarts possibles entre la cause et son effet, sinon nous n'arriverons jamais à une appréciation exacte des faits.

Rétif. — Il est des chevaux rétifs au départ ; si on les frappe, ils reculent, ruent, se cabrent, brisent la voiture ; en les laissant tranquilles, après quelques minutes ils se décident, la plupart du temps, à partir spontanément.

Certains cerveaux humains, le mien par exemple, présentent le même défaut. Je me mets à mon bureau, avec l'intention d'écrire une lettre aimable... Je demande à mon cerveau de m'en fournir les éléments... S'il n'est pas disposé il ne me sert que des pensées désagréables, et si j'insiste il se met en colère... Je m'arrête, et après quelques instants il s'exécute suivant mon désir.

Alors que je professais, j'étais certains jours dans la presque impossibilité de faire mon cours, mon cerveau boudait, les mots ne venaient pas... Souvent, sous un prétexte quelconque, j'étais obligé de l'interrompre avant la fin.

Les acteurs, les orateurs ont parfois de ces pannes cérébrales ; la tragédienne La Duse, dont la grande sensibilité rendait le jeu exquis, était, certains soirs, dans l'impossibilité absolue de jouer... Malgré tous les ennuis, qui en résultaient, force était de remettre la représentation.

Le cerveau a ses caprices — infirmités, auxquelles il faut se résigner. Toutefois chez l'hystérique un entraînement bien conduit, chez l'asthénique le relèvement des forces, chez le lésionnaire une thérapeutique bien dirigée, pourront être d'un heureux secours.

Sensibilité. — La sensibilité de chaque personne à la même cause de douleur est éminemment variable. Nous en avons une preuve nette dans les souffrances de l'accouchement, excessives chez certaines femmes alors qu'elles sont presque nulles chez d'autres, avec tous les degrés intermédiaires.

C'est l'effet du Karma qui profite de tous les incidents de la vie pour faire payer à chacun ses dettes. Dans la nature nous sommes comme dans un vaste magasin, où le prix du même objet varie pour chacun suivant son Karma.

Voici deux personnes qui souffrent de maux de dents : l'une se plaint légèrement, continue ses occupations, surmonte en un mot son mal qui trouble à peine son existence ; l'autre est comme figée dans sa douleur, blottie dans un fauteuil ou dans son lit, elle ne mange plus, ne dort plus, est incapable de tout travail. Quelle poule mouillée en comparaison de la première qui est si courageuse ! Il se peut que l'une soit en réalité plus courageuse que l'autre, mais le jugement qu'on émet, ne reposant que sur des apparences n'a en réalité aucune valeur ; la plus courageuse est peut-être celle qu'on traite de poule mouillée, tout dépend de l'intensité de la douleur.

Un de mes collègues ouvrit un jour au bistouri un panaris. L'opérée, une jeune fille, ne manifesta aucune douleur pour cette opération d'habitude si pénible et tout le monde d'admirer son courage et de la féliciter. Étonné lui-même le chirurgien examina les choses de plus près, et constata que cette jeune fille, sujet hystérique, était insensible du membre sur lequel siégeait le panaris ; elle n'avait en réalité rien senti. Sa réputation de grand courage n'en resta pas moins proverbiale !

Mais l'humanité se contente en général de juger

d'après les apparences, et c'est pour cela que tant d'idées fausses ont cours dans le monde !

Pour savoir ce que souffre une personne, il faut être dans sa peau, et comme deux personnes ne peuvent être dans la même peau, on restera incapable d'établir une comparaison sérieuse entre deux douleurs éprouvées par chacune d'elles, à moins qu'on ne trouve un procédé scientifique pour mesurer l'intensité de chaque souffrance.

Théorie. Ses méfaits. — Il en a déjà été question à propos des phobies. Les savants avec leurs analyses, sont comme les tailleurs avec leurs modes qu'ils changent constamment.

A Vichy il y a quelques années les carottes étaient servies sur toutes les tables ; aujourd'hui elles sont proscrites, mais elles reparaîtront bientôt.

Les pommes de terre aujourd'hui reconnues bonnes aux diabétiques, étaient défendues il y a peu de temps, etc...

La seule vérité en ce chaos, c'est qu'il n'y a pas de règle absolue, et qu'à chacun convient une nourriture... à déterminer individuellement.

Seulement si ces théories sont sans grand inconvénient pour nombre de personnes, elles causent préjudice à l'hystérique, créant en lui une erreur qu'il accepte et qui le prive souvent d'un aliment utile, de même à l'asthénique, qui transforme la théorie émise en phobie... de telle sorte que tout compte fait, certains savants avec leurs théories semblent amener plus de mal que de bien.

Avis aux hommes de progrès !

Vibrétat. — Pour comprendre une pensée, pour la saisir, il faut être dans l'état vibratoire qu'elle comporte, et par conséquent avoir un corps mental capable de se mettre à son unisson.

Cette gamme d'interprétation varie d'un homme à un autre, et pour un même homme suivant ses états successifs de santé, évidemment nécessaires pour lui faire comprendre tous les aspects de la vie.

La nature dans nos vies successives nous fait passer par des sexes différents, par des tempéraments divers, hypersthéniques et asthéniques, par des conditions sociales variées, par des âges qui se succèdent sans se ressembler, etc... afin que nous pénétrions dans tous les mondes de la vibration.

Émerveillons-nous de ces immenses ressources de la nature et tirons-en profit pour notre évolution.

SYNTHÈSE

1. Dans cet ouvrage ont été examinés les divers moyens de conserver la santé, quand on la possède, et de la reconquérir, quand on l'a perdue ; ils comprennent deux points de vue, *l'objectif* envisageant surtout nos ennemis, *le subjectif* s'occupant du sujet lui-même.

2. Le chapitre Ier est réservé à l'étude du côté objectif : Ambiance (air, eau, lumière). — Habitation (ameublement, chauffage, éclairage). — Vêtement. — Alimentation (aliments en général, en particulier, conditions d'une bonne alimentation). — Les six autres chapitres sont consacrés à l'étude du côté subjectif.

3. L'homme se compose de conscience, force et matière, cette dernière constituant les corps visible et invisibles, qui tous sont importants à connaître, ayant un rôle nettement défini dans notre fonctionnement normal, notre physiologie ; la santé résulte de l'harmonie de cet ensemble, qui, en cessant, crée la maladie.

4. L'Orient (Inde) possède, sous le nom de *Hatha-Yoga*, une excellente méthode pour établir cette harmonie, et pour créer en nous une santé à toute épreuve, grâce à la connaissance des lois qui la dirigent.

5. Malheureusement cette méthode, qui touche à l'occultisme, exige des maîtres spéciaux et des conditions difficiles à réaliser en Occident parmi nous ; aussi jusqu'à nouvel ordre, devons-nous la considérer ici comme une simple curiosité scientifique.

6. Mais, tout en laissant de côté cette méthode, nous pouvons prendre à l'Orient certains principes susceptibles d'éclairer notre science d'Occident, et de la rendre pratiquement plus efficace, notamment dans le sujet qui nous intéresse ici.

7. C'est ce que nous avons essayé de faire dans le présent ouvrage, en mettant en relief l'action de la pensée snr tout notre être, on peut même dire sur toute notre vie, et en montrant comment le physique peut-être heureusement influencé par elle.

8. La voie d'évolution normale, qui conduit des débuts de l'humanité à son achèvement, consiste dans le développement harmonieux de tout notre être, sons l'influence de l'éducation, résumé dans l'aphorisme « l'homme devient ce qu'il pense ». Ainsi se comprend le rôle primordial de l'éducation, qui en nous règle santé et maladie.

9. L'écart, hors de l'évolution normale, crée à un premier degré le tempérament morbide, à un

second, la maladie. Nous connaissons actuellement trois maladies principales : deux de l'invisible, hystérie et asthénie — une du visible, lésion, qui peuvent prendre des formes excessivement variées.

10. Tempérament et maladie sont les deux étapes de la même entité, qui reste vague dans la première et se précise dans la seconde ; l'une et l'autre sont curables par les mêmes moyens ; mais cette curabilité sera d'autant plus difficile que le mal est plus invétéré, à tel point qu'elle peut devenir impossible.

11. A l'état normal, le seul moyen sûr de conserver la santé est de ne pas s'écarter de la voie du bien, qui est celle de l'évolution normale.

Bien = Pensée saine   = Santé
Mal   = Pensée malsaine = Maladie

Notre santé dérive donc de notre manière de penser.

12. Quand nous avons perdu la santé, le seul moyen sérieux et durable de la reconquérir définitivement est de rentrer dans la voie du bien, dont nous nous étions écartés, tout en s'aidant avec prudence et discernement des adjuvants de la thérapeutique médicale, destinés à réparer les dégâts faits en nous par le mal.

13. Ces principes, pour être bien compris, doivent être envisagés, non pour une vie seulement, mais pour l'ensemble de nos vies successives, formant un tout ininterrompu, car leur action bien qu'absolument

certaine est, sauf quelques exceptions, lente, et demande de notre part, *patience*, *foi* et *courage*.

14. Quand nous sommes tombés dans la maladie, ou dans son antichambre le tempérament, la guérison serait souvent possible par le simple changement de voie, le retour à la voie du bien détruisant avec le temps les mauvais effets produits par celle du mal, mais la guérison sera facilitée en outre par la connaissance exacte de la maladie et de son diagnostic.

15. Le malade devra donc demander à un médecin un diagnostic précis de son état, savoir si sa maladie est : hystérie, asthénie, ou lésion — afin de pouvoir, outre l'orientation nouvelle qu'il imprime à son existence, appliquer à son mal les ressources connues de la thérapeutique médicale.

16. Ce diagnostic est de première nécessité, car il domine tout le traitement ; ce n'est pas seulement le diagnostic de la maladie qui est nécessaire, mais celui de sa triple nature possible, hystérie, asthénie, ou lésion ; car les moyens à employer diffèrent essentiellement dans l'un ou l'autre cas.

17. C'est ce qui explique comment telle médication qui réussit avec un malade reste inefficace avec un autre ; on s'en étonne souvent et on a tort, mais il faut pénétrer l'essence de la maladie pour la comprendre ; la méthode n'est nullement coupable, mais seul le médecin qui n'a pas encore appris à fixer ses indications.

18.   La suggestion par exemple donne des résultats merveilleux et souvent miraculeux avec les hystériques, mais si on la sort de l'hystérie elle échoue piteusement ; c'était au médecin avant de l'employer, à savoir s'il avait affaire ou non à un hystérique ; il en est un peu de même, à des degrés divers, avec toutes les médications.

19.   Le charlatan les emploie à tort et à travers ; les quelques succès qu'il obtient font sa réputation et couvrent ses échecs. L'homme de l'art doit obtenir les mêmes succès mais éviter les échecs, car il peut avec sa science, discerner les cas favorables et les défavorables.

20.   L'important ici, comme un peu partout, est d'asseoir son jugement sur des bases solides ; la science nous révèle beaucoup de choses, mais souvent elle passe à côté des vérités pratiques et réellement utiles ; ce fait explique comment des hommes du vulgaire sont quelquefois de bien meilleurs guérisseurs que des grands savants !

21.   Le chapitre V qui traite de l'hystérie, montre que cette maladie causée surtout par un trouble du jugement, et résultant dans ce cas des fâcheux effets de la suggestion, peut être guérie par elle ; tous les conseils qui y ont été donnés sont des suggestions destinées à remettre le mental en équilibre.

22.   Dans le chapitre VI, consacré à l'asthénie, l'observation du Dr K... montre qu'il s'agit d'un mal tout différent ; ce n'est plus ici une maladie de l'idée

comme avec l'hystérie, mais de la force, et le traitement au lieu d'être psychothérapique doit devenir roborant, c'est-à-dire viser à rétablir la force normale.

23. Au chapitre VII intitulé Lésion sont examinés, en les rangeant sous forme alphabétique afin de les retrouver facilement, les principaux symptômes dont la nature peut prêter à confusion, montrant l'importance pratique de toujours établir le diagnostic, hystérie, asthénie et lésion, pour instituer en conséquence un traitement efficace.

24. Enfin, bien qu'il n'en ait pas été question dans cet ouvrage, le médecin, sans oublier que certains symptômes maladifs sont parfois le fruit de la *simulation*, doit savoir que chez des natures très différentes et évoluées, il en est qui tiennent à l'évolution même et qui ne rentrent dans aucun des cadres précédents ; ce sont les troubles de la spiritualité.

25. Ces troubles, surtout d'ordre mental, qu'on trouvera signalés dans la plupart des guides spirituels (voir mon livre spiritualité), déroutent la médecine, ne cédant à aucun de ses traitements habituels, on ne peut rien contre eux pas plus que contre les lois de la nature ; le seul point important est de les connaître, pour éclairer les intéressés à leur égard ; ce qui est un grand service à leur rendre.

FIN

TABLE

Pages

Préliminaires   1

CHAPITRE PREMIER

COTÉ OBJECTIF

Ambiance : A. Air. B. Eau. C. Lumière. Eléments   5
Habitation : A. Ameublement. B. Chauffage. C. Eclairage.
   Luxe   10
Vêtement : A. de dessous. B. de dessus. C. accessoires . .   17
Alimentation : A. Aliments en général. B. Aliments en parti-
   culier. C. Conditions d'une bonne alimentation : 1° Savoir
   manger; 2° Savoir digérer ; 3° Savoir se ' ourrir; *a.* Sim-
   plicité ; *b.* Qualité; *c.* Régime   23

CHAPITRE II

CONSTITUTION-ÉDUCATION

Constitution de l'homme. — Termes employés. — Définition
   des termes employés. — Corps physique. — Kamanas. —
   Causal. — Prana. — Ego. — Sub et Super.   46
Destinée. — Voie d'évolution. — Bien et Mal. — Les deux
   actions. — Ego pilote. — Kamanas. — Physique . . .   52
Education. — Les trois consciences. — Siège des trois consciences. — Rôle des trois consciences. — Habitude. —
   Pensée. — Suggestion. — Suggestible. — Les deux suggestions   58

Clichés. — Ministère mental. — Cliché et maladie. — Hysté-
rie. — Peur. — Immoralité. — Pensée entraîneuse. —
Clou de la question. 65
Chaîne et libre-pensée. — Opportunité. — Evoluisme. —
Santé. — Empreinte. — Sceau de Santé. 71
Conclusion. 75

CHAPITRE III

TEMPÉRAMENT. MALADIE

Education. — Education, clef de l'évolution. — L'homme
devient ce qu'il pense. — Pensée pilote. — Conscience
rétrograde. — Deux degrés de la maladie. — Définition
du tempérament. — Côtés objectif et subjectif. — Siège
de la maladie 79
Trois stades de la maladie. — Maladie du cœur. — Objection. — Rougeole. — Fracture. — Synthèse. — Généra-
lisation. — Déduction pratique. 85
Classification des maladies. — Lésion. — Asthénie. — Hystérie. — Résumé. 95
Etiologie. — Diagnostic. — Traitement 100

CHAPITRE IV

ETAT NORMAL

Généralités. — Vibration normale. — Plaisir et douleur. —
Excitants. — Pensée. — Action. — Sentiment. — Sens.
— Loi. — Budget. — Du marmoréen au sensitif. — Divi-
sions 105
I. — Hygiène physique. — Activité. — Travail. — Exercice.
— Repos. — Distraction — Propreté. — Sexualité. —
— Vers le moral 112
II. — Hygiène morale. — Sentiment. — Caractère. — Morale.
— Famille. — Politesse. — Honnêteté. — Fraternité. —
Politique. 123
III. — Hygiène intellectuelle. — Comment former notre
esprit ? — Carrière. — Méditez. — Contrôlez. — Choisis-

sez une des trois voies de l'esprit. — Affrontez la pratique. — Soyez psychologue. — Soyez adroit   129
Synthèse.   136

CHAPITRE V

HYSTÉRIE

Maladie. — Ses aspects. — Illusionnisme. — Cure mentale. —
Clichés et suggestion. — La suggestion chez l'hystérique.
— Diagnostic et traitement. — Nature de l'hystérie. —
Psychisme   140
Suggestions et Conseils (par ordre alphabétique). — Agré-
ment. — Allure. — Amitié. — Analyse de soi-même. —
Caprice. — Carcasse. — Circulez. — Courage. — Direc-
tion. — Emotions. — Entraînement cérébral. — Equilibre.
— Guide. — Hypocondrie. — Idéal. — Impulsions. — Lon-
gévité. — Magnétisme personnel. — Mégalomanie. —
Merveilleux. — Occupation. — Psychothérapie. — Sorties.
— Subconscient. — Volonté.   150

CHAPITRE VI

ASTHÉNIE

Asthénie. — Asthénie et Neurasthénie. — Asthénie, Hystérie,
Lésion. — Description sous forme d'observation . . .   176
Observation du Dr K. — Antécédents. — Etudes médicales. —
Autour du mariage. — Ictère. — Fatigue et Dyspepsie.
— Régime neurasthénique. — Crises gastralgiques. —
Morphinomanie. — Idées de suicide. — Phobies diverses.
— Démorphinisation. — Convalescence. — Bicarbonate
de soude, Vichy, Crise, Davos. — Veldès. — Suisse. —
Régime adopté. — Transformation morale, Théosophie.
— Divers essais thérapeutiques. — Traitement moral. —
Légende de la croix. — Abandon de Paris. — Alternati-
ves. — Le pot de terre. — Fatig, Atmo, Toxir. — Amé-
lioration. — Foi dans l'avenir   178
CONCLUSIONS   204

CHAPITRE VII

LÉSION

Lésion. — Les trois grandes classes de maladies. — Les bases d'un traitement efficace. Préciser le diagnostic. — Esquisse séméiologique conduisant au repertoire. 209

Répertoire (par ordre alphabétique). — Albuminurie. — Anxiété. — Colère. — Constipation. — Contrastes. — Eliminer. — Ennui. — Erotisme. — Faiblesse. — Fatigue. — Frilosité. — Harmonie. — Hyperacuité. Sensorielle. — Insomnie. — Liberté, Egalité, Fraternité. — Loi de l'épine. — Marche. — Médicaments. — Mélancolie. — Obésité. — Palpitations. — Phobies. — Retards. — Retif. — Sensibilité. — Théoric, ses méfaits. — Vibrétat 211

Synthèse (de tout l'ouvrage) 245

MAYENNE, IMPRIMERIE CHARLES COLIN

DOCTRINE ÉVOLUISTE

Par le Dr Auvard

L'ouvrage « **L'Évoluisme** », par Auvard et Schultz, en 1914, expose la grande loi de l'évolution, d'après l'enseignement théosophique en 7 chapitres intitulés «Évolution, voies, hommes, opinion, idées, réaction, désharmonies»...

La « **Doctrine évoluiste** » qui va paraître prochainement reprend la même question sous un aspect tout différent, et d'une façon résumée pour en rendre la lecture facile ; le sommaire suivant renseigne sur le contenu de ce nouveau livre :

INTRODUCTION.

— Chap. I. **Univers.** — Ce que nous voyons — Ce que nous ne voyons pas — L'ensemble.

— Chap. II. **Homme.** — Les corps — Les trois éléments — L'ensemble.

— Chap. III. **Évolution.** — La monade à travers les règnes — Les trois lois — Le trépied de l'instinct.

— Chap. IV. **Religion.** — Il faut une Religion. — Religions actuelles — Religion future.

— Chap. V. **Socialisme.** — Mal physique — Mal moral — Remède.

— Chap. VI. **Gouvernement.** — Le Présent — Vision du Passé — Vision d'Avenir.

— Chap. VII. **Éducation.** — Les trois stades — Leur réalisation — Bonheur, contentement.

Appendice : **Œuvre évoluiste.**

ÉVANGILE THÉOSOPHIQUE

Par les Docteurs AUVARD & SCRIBE

Trois ouvrages, formant un tout harmonieux, quelque sorte l'évangile théosophique des sances modernes..., le premier sur l'homme, sur la nature, le troisième sur la société.

1°

ÉVOLUISME

Ce livre explique la grande loi de l'Évolution appelée « Évoluisme » et l'expose en sept chapitres intitulés : Évolution, Voies, Hommes, Opinion, tion, Désharmonies,... complétés par des préfaces des conclusions générales.

2°

ÉSOTÉRISME

Illustré de figures et tableaux explicatifs, cet ouvrage contiendra l'exposé, aussi simple et clair que possible des grands principes de la théosophie, base de l'Évolution il sera avant tout une œuvre de vulgarisation.

3°

SOCIOLOGIE

Montrer quelle doit être la constitution idéale d'une société, tel est le but essentiellement humanitaire que proposent les auteurs, en s'appuyant sur l'Évolution qui est la partie pratique de la théosophie.

De ces trois volumes, même format grand in-8, le premier a paru en 1914, les deux autres sont à paraître.

MAYENNE, IMPRIMERIE CHARLES COLIN.